Dr André JEANDIN

Contribution à l'Etude

de la

Septicémie

Pneumococcique

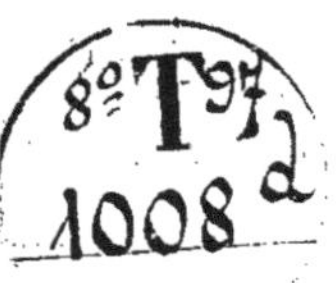

LYON

A. STORCK & Cie, IMPRIMEURS-ÉDITEURS

8, Rue de la Méditerranée,

1906

Dʳ André JEANDIN

Contribution à l'Etude

de la

Septicémie

Pneumococcique

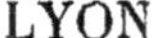

LYON

A. STORCK & Cⁱᵉ, IMPRIMEURS-ÉDITEURS

8, Rue de la Méditerranée,

1906

A LA MÉMOIRE DE MES GRANDS PARENTS

A MA GRAND'MÈRE

A MON PÈRE

A MA MÈRE

*Je suis heureux de dédier ces pages
en témoignage de ma reconnaissance
et de ma profonde affection.*

A MES PARENTS

A MES AMIS

Avant d'aborder l'étude de notre sujet, nous nous faisons un devoir de remercier ici tous ceux qui nous ont réservé des marques d'intérêt au cours de nos études.

A M. le médecin-inspecteur Richard vont nos premiers hommages : nous n'oublierons jamais son aimable accueil, que nous avons eu l'honneur d'apprécier si souvent.

M. le Professeur agrégé Pic nous a donné l'idée de ce travail ; il nous a soutenu de ses conseils, sans ménager son temps ni sa peine, et c'est à lui que cet ouvrage est redevable de ce qu'il peut contenir de bon. Qu'il veuille bien recevoir l'assurance de notre vive admiration pour son enseignement, et de notre profonde gratitude pour la bienveillance qu'il nous a toujours témoignée.

M. le Professeur Soulier nous fait aujourd'hui le grand honneur de présider notre thèse. Qu'il nous permette de lui adresser l'hommage de nos respectueux remerciements.

Et en quittant cette Ecole, où nous avons passé trois ans, nous gardons pour nos maîtres, civils et militaires, de Nancy et de Lyon, un souvenir reconnaissant. Nos remerciements iront en particulier à M. le médecin-major Braun, répétiteur, et à M. le médecin-major Chavigny, professeur agrégé au Val-de-Grâce.

Merci enfin à notre ami, le Dr Galimard, à nos camarades les Docteurs Fayet et Bellot, dont la bonne amitié nous fut précieuse et demeure pour nous le meilleur des souvenirs.

A. J.

Lyon le 8 décembre 1906.

CHAPITRE PREMIER

Historique.

————

Le pneumocoque est l'un des microbes dont le rôle
en pathologie humaine semble le mieux établi, et
dont l'étude a le plus rapidement bénéficié des progrès de la bactériologie. On est amené chaque jour
à élargir le cadre des affections qu'il est susceptible
de provoquer, et il n'est pour ainsi dire, pas un
organe, pas un tissu qui échappe à son action. Semblable à ce point de vue au bacille de la tuberculose,
il a comme lui une prédilection marquée pour les
poumons, mais il peut envahir l'organisme tout
entier, sans localisations plus ou moins spéciales,
déterminant ainsi une infection générale, une «pneu-
mococchémie», comme on dit aujourd'hui.

Or l'infection pneumococcique se traduit habituellement chez l'homme par une manifestation locale,
la pneumonie. Les vieux auteurs, Laënnec, Andral,
Grisolle, la considéraient comme une affection purement locale, une maladie primitive du poumon, dont
les symptômes sont en raison directe de la gravité
des lésions pulmonaires. Avec les médecins de l'École

de Montpellier, au contraire, une interprétation toute différente de la nature de la pneumonie prenait droit de cité : elle est une maladie générale, non locale, une maladie infectieuse, dont l'inflammation du poumon n'est qu'un des principaux symptômes. Traube, Conheim, Jürgensen, en Allemagne, défendent et soutiennent la même idée, apportant à l'appui de la nature infectieuse de la pneumonie, la notion de contagion et d'épidémicité. Les recherches ultérieures des cliniciens et des bactériologistes se chargèrent de pleinement confirmer cette conception nouvelle, et il devenait facile, désormais, de comprendre et même de prévoir la « septicémie pneumococcique ».

Mais si la localisation la plus commune, la plus fréquente, la plus anciennement connue du microbe de Talamon-Frænkel, se trouve être la pneumonie, il n'en est pas moins vrai que d'autres affections pulmonaires sont susceptibles de déterminer des infections généralisées, entraînant la mort du malade. Nous voulons parler des différentes sortes de congestions pulmonaires. Depuis la magistrale description de Woillez, datant de 1854, qui créait de toutes pièces une congestion idiopathique, ayant sa place à part dans le cadre nosologique, la littérature médicale s'est enrichie de nouvelles variétés. En 1878, Potain décrit la congestion pleuro-pulmonaire ; en 1881, M. Dieulafoy remet en honneur la fluxion de poitrine pour laquelle l'École de Montpellier réclamait et revendiquait une existence propre ; Grancher, en 1884, étudie la splénopneumonie qui porte son nom aujourd'hui ; le professeur Weill, de Lyon, enfin, décrit en 1890, la congestion pulmonaire paroxystique a frigore.

Ces nombreuses variétés de pneumococcies, qui s'étendent de la simple congestion pulmonaire à la pneumonie, révêtent des formes cliniques différentes, qu'il est nécessaire d'individualiser. Au point de vue qui nous occupe, on peut les différencier suivant l'évolution de la maladie, ou encore suivant les rapports réciproques des phénomènes locaux, présentés par le patient, aux phénomènes généraux. Envisagée sous cet aspect, il est possible de décrire *quatre formes principales à la pneumococcie.*

A. — La première est représentée par une pneumococcie dans laquelle les phénomènes locaux et les phénomènes généraux sont également atténués. Le sujet réagit faiblement à une infection faible. C'est le cas de la congestion de Woillez, de la spléno-pneumonie de Grancher, de la fluxion de poitrine de Dieulafoy, de la congestion paroxystique de Weill. Toutes ces pathies pulmonaires sont dues au même agent. Les recherches microbiologiques n'ont guère commencé que depuis vingt-cinq ans, et Bernheim, Rendu, Macaud, Grasset et Carrière ont établi par leurs travaux la nature pneumococcique de ces affections.

B. — A la seconde forme appartient la pneumonie lobaire aiguë, la pneumonie ordinaire, dans laquelle les phénomènes locaux et les phénomènes généraux sont à peu près adéquats, aussi intenses de part et d'autre. Nous la laisserons complètement de côté et ne nous en occuperons pas.

Ces deux formes A et B ont un point commun, absolument caractéristique, qu'il est nécessaire d'indiquer et de retenir. Qu'il s'agisse en effet de congestion pulmonaire ou de pneumonie, le pneumocoque reste « cantonné » au poumon, son habitat habituel, sans jamais en sortir. Il s'ensuit naturellement que la gravité du syndrôme morbide est fonction, et dépend presque uniquement de l'état local, et de la réaction de celui-ci sur les différents viscères, le cœur au premier chef. C'est là une notion toute spéciale qui oppose formellement les deux formes cliniques précédentes aux deux autres qui nous restent à mentionner.

C. — Il s'agit d'un malade présentant, à côté de signes locaux manifestes, des phénomènes généraux dont l'extrême intensité peut quelquefois masquer les premiers. Ces phénomènes généraux sont nettement aggravés, ou bien parce qu'il se produit des déterminations extra-pulmonaires du pneumocoque (abcès, arthrite, etc.), ou bien parce que l'agent microbien est doué d'une « hypervirulence » dont la cause demeure souvent inconnue dans le cas particulier. Cette troisième forme, qui s'achemine déjà vers la septicémie pneumococcique, est représentée par ce que l'on décrit en clinique sous le nom de « pneumonie infectieuse infectante. »

D. — Enfin quelquefois, le rapport des phénomènes locaux aux phénomènes généraux est inversé, en ce sens que les premiers disparaissent ou à peu près, nuls ou larvés, comme étouffés par les seconds, prédominants ou exclusifs. Cette quatrième et dernière forme constitue la septicémie pneumococcique vraie, celle que nous avons voulu spécialement envisager. Elle est rare et se caractérise par son début : jamais de pneumonie, simples signes pleuro-pulmonaires, et par sa terminaison qui est toujours fatale.

On voit combien différentes des deux premières sont les formes C et D. Ici le pneumocoque a quitté le poumon ; il a fait irruption dans le courant circulatoire. Tantôt il est devenu l'agent de localisations secondaires, de déterminations extra-pulmonaires (forme C = pneumonie infectieuse infectante) ; tantôt au contraire, il est demeuré dans le sang, sans se localiser (forme D = septicémie pneumococcique vraie, sans pneumonie initiale). Alors la maladie locale n'existe plus ou n'a plus d'importance clinique ; elle n'est généralement représentée que par une banale congestion pulmonaire.

Il est de règle presque absolue de considérer celle-ci comme une affection pneumococcique atténuée, à guérison fatale. MM. Leclerc et Cade, médecins des hôpitaux, ont publié dans le *Lyon médical* (janvier 1905), la très intérressante observation d'une congestion pulmonaire, compliquée de pneumococcie, ayant amené la mort du malade. Tous les deux pensent qu'il s'est agi dans ce cas d'une exception et que la guérison est toujours la règle. Le hasard voulut que, un an après, entrât à l'Hôtel-Dieu de Lyon, aux III⁰ femmes, une jeune fille de vingt-deux ans, se plaignant de points de côté et de toux. L'examen clinique ne décela, au début, que les signes d'une congestion pulmonaire ; mais l'évolution ultérieure

de l'affection se chargea de montrer que l'on se trou
vait en présence d'une vraie septicémie pneumococcique. Cette dernière observation, jointe à celle de
MM. Leclerc et Cade, et à deux ou trois autres
trouvées dans la littérature après de nombreuses
recherches, justifiées par la rareté des cas, nous ont
fait essayer de décrire, sur les conseils de M. le professeur agrégé Pic, le tableau clinique de la septicémie pneumococcique sans pneumonie initiale. Nous
y avons ajouté cependant, afin de pouvoir les comparer, quelques autres observations où la pneumonie
est la première manifestation (forme C) très nette et
très franche, de la pneumococcémie ; ce sont là des
cas beaucoup mieux connus et beaucoup plus
fréquents en clinique.

Nous ne croyons pas au contraire que les premiers
aient jamais été recherchés et étudiés. Leur mono-
graphie pourra peut-être contribuer à la réunion des
matériaux cliniques nécessaires à l'histoire de la
pneumococcie. Elle est loin d'être définitivement
constituée ; il y a des matériaux, mais il en manque
encore. « Nous en sommes à la période qui précède
la synthèse du pathologiste ». Netter, Gallard, Dieulafoy défendent l'individualité de la pneumonie et
considèrent son unité comme fondée à jamais. Seul,
le *Traité de médecine et de thérapeutique* inscrit
« Pneumococcie » en tête d'un chapitre signé Landouzy. C'est un pas en avant, très net, très utile,
vers le Traité de Pathologie de l'avenir.

CHAPITRE II

Tableau clinique et observations

A. — TABLEAU CLINIQUE

A l'aide des observations qui vont être rapportées, nous allons essayer de retracer le tableau clinique de la septicémie pneumococcique. Quel est son mode de début ? Quels sont ses caractères à la période d'état ? Quelles sont ses complications ? Comment se termine-t-elle ?

Qu'il y ait, ou non, dans l'affection qui nous occupe, une pneumonie initiale, le mode de début semble bien être toujours le même. Tantôt la maladie s'installe insidieusement ; tantôt, au contraire, elle éclate brusquement.

Il s'agit d'un individu, ayant joui jusque-là d'une excellente santé, mal en train depuis quelques jours, se plaignant de courbature, de fatigue, de lassitude généralisée. La fièvre s'allume ; quelques heures après, survient un point de côté toujours violent ; des frissons répétés et une dyspnée intense obligent le malade à s'aliter. Une toux quinteuse, peu fré-

quente, accompagnée d'une expectoration peu abondante ; de l'agitation complètent le tableau. D'autres
fois, au contraire, et ce sont les cas où une pneumonie bien nette et bien franche va être décelée à l'auscultation, le début est brusque : à la suite d'un refroidissement, le plus souvent, surviennent tout à coup
des frissons, un point de côté, de l'oppression, de la
toux avec quelques crachats peu nombreux. L'infection commence.

Elle est de suite profonde, généralisée. On est
frappé, en effet, en voyant le malade, par l'intensité
des symptômes généraux, par l'allure grave d'emblée
que prend l'affection. C'est une caractéristique bien
connue, d'ailleurs, du pneumocoque virulent que ce
mode de début intense et violent; la fièvre est très
élevée, elle dépasse souvent 40 degrés. Les points de
côté occupent l'une ou les deux moitiés de la poitrine,
faisant éprouver au malade une sensation insuppor-
table de constriction thoracique, lui arrachant même
de véritables hurlements de souffrance. D'autres fois
le point de côté classique manque; il est remplacé
par des douleurs violentes, irradiées vers les lombes
et l'abdomen ; ou bien ce sont les points du phrénique
qui sont devenus sensibles et en imposent pour une
pleurésie diaphragmatique commençante. Le frisson
unique ou répété, durant plusieurs heures, s'installe
en même temps que le point de côté. La toux quinteuse lui fait suite; elle est généralement sans grande
expectoration, peu fréquente, comme si le malade,
en pleine dyspnée et en pleine douleur, évitait toute
occasion de mobiliser son thorax.

L'adynamie est extrême, le facies rouge, quelquefois vultueux. Le septicémie vient de débuter.

Et cependant, malgré cet état général si grave, malgré l'allure si dramatique que l'affection a prise dès le début, l'examen physique du malade ne révèle point les signes nets et accentués que l'on s'attendait à découvrir. C'est tout au plus, en effet, du moins dans les cas où la pneumonie initiale fait défaut, si l'on trouve quelque matité ou quelque submatité à la base du poumon. Les vibrations sont mal transmises à la main, ou même complètement supprimées. A l'auscultation, l'oreille perçoit des râles de bronchite diffuse plus ou moins généralisée aux deux poumons ; ou bien c'est l'obscurité du murmure vésiculaire qui domine, presque complète ; ou encore il existe d'emblée un souffle, inspiratoire et expiratoire, qui n'est ni un souffle tubaire, ni un souffle pleurétique, accompagné de râles tantôt secs et tantôt crépitants.

Contrastant avec l'intensité des phénomènes généraux, c'est le tableau habituel d'une banale congestion pleuro-pulmonaire. Dans celles de nos observations, au contraire, où la pneumonie constitue la première étape de l'infection, on trouve à l'examen de l'appareil pulmonaire, les signes caractéristiques : matité, exagération des vibrations, souffle tubaire, râles crépitants, etc. Notons en passant que, toujours, aux environs de ce foyer pneumonique, l'auscultation révèle l'existence de congestion, de bronchite, de pleurite, toutes lésions qui se retrouvent également dans le poumon voisin. Dans un cas, cependant (obs. VII) les phénomènes stéthoscopiques se trouvèrent différents : matité de bois, absence de vibrations, abolition du murmure vésiculaire, souffle ; il s'est bien agi, en effet, d'une pleurésie qui masqua la pneumonie sous-jacente.

L'expectoration est peu abondante, séro-muqueuse ou muco-purulente ; elle peut manquer quelquefois. Il est intéressant de remarquer que, même dans nos observations de septicémie, à pneumonie initiale, deux fois seulement sur six, les crachats ont présenté les caractères pathognomoniques de ceux qui accompagnent d'ordinaire la pneumonie.

Au cœur, l'examen est à peu près négatif, du moins à cette période de début. Les bruits sont simplement sourds, mal frappés, sans qu'on puisse relever l'existence de lésion orificielle. Dans une observation seulement, on a noté, dès l'origine, un un souffle d'insuffisance mitrale, imputable d'ailleurs à une endocardite rhumatismale ancienne (obs. III). Le pouls est rapide, petit, oscillant entre 110 et 120.

L'exploration de l'appareil digestif ne donne pas à ce moment de renseignements bien nets. La langue est sale, le ventre n'est pas ballonné ; mais on est frappé par la constance remarquable d'un symptôme, que mentionnent toutes nos observations : le foie est gros, déborde plus ou moins les fausses côtes. La rate est tantôt décelable à la percussion, tantôt non perceptible.

La température est élevée : 39°8 ou 40°. Les urines sont rares, foncées, sans albumine. Quand nous aurons ajouté que, dès ce moment, on peut rencontrer chez le malade des symptômes d'inflammation, accompagnés de douleur et de gonflement au niveau d'une articulation, l'épaule ou le doigt par exemple, (obs. IV), nous en aurons fini avec le tableau clinique de la septicémie pneumococcique au début. Voyons maintenant quelle va être son évolution dans les jours qui vont suivre.

Les signes pulmonaires persistent généralement avec de plus ou moins grandes modifications, soit que le souffle, perçu la veille, demeure stationnaire, soit que les râles de congestion, que l'oreille a décelés, augmentent ou diminuent en nombre et en intensité. Tantôt il semble qu'il va être possible de porter dès ce moment un diagnostic ferme, que l'apparition d'un nouveau signe permettra d'affirmer; tantôt, au contraire, les prévisions basées, qnelques heures auparavant, sur un caractère particulier de l'auscultation, deviennent impossibles à confirmer. Il y a lieu de retenir, à ce propos, ce fait important, de l'extrême mobilité des signes physiques que présente le poumon. Et non seulement ils sont fugaces ; mais encore ils tendent à augmenter, et l'envahissement des zônes, jusque-là demeurées indemnes, se produit rapidement. Dans les cas où l'affection a commencé par la pneumonie, ce redoublement d'intensité des symptômes est nettement indiqué : c'est un foyer qui s'étend vers le sommet ; ce sont des signes broncho-pulmonaires qui gagnent le poumon voisin ; ce sont encore des frottements pleuraux qui font leur apparition. En même temps que progres-

sent les lésions de l'appareil pulmonaire, l'état général du malade traduit la gravité de l'infection qui
l'étreint. Le tracé thermique, tout d'abord, fournit
des renseignements précieux ; la courbe décrit de
grandes oscillations, accusant des différences de
deux ou même de trois degrés entre les températures
du matin et du soir, à maxima régulièrement vespéraux. Parfois, on assiste à une rémission trompeuse
dès le deuxième ou le troisième jour : le thermomètre marque 37°5 ; on note une chute parallèle du
pouls et de la respiration. Mais brusquement, la fièvre se rallume, la dyspnée demeure constante et
s'exagère particulièrement au moment des paroxysmes fébriles. L'abdomen est ballonné, la langue
saburrale, l'anorexie absolue. Bien plus, on peut voir
apparaître, dans un cas (obs. I), avec de la douleur
dans les fosses iliaques, de la diarrhée, quelques taches
rosées, discrètes, disséminées dans le dos. Au cœur,
rien de particulier n'est survenu depuis le début, les
bruits demeurent sourds, le pouls est toujours entre
110 et 120. Par contre, une légère albuminurie a fait
son apparition. Il semble bien à ce moment que le
tableau clinique n'a pas beaucoup varié ; l'état de la
maladie paraît demeurer stationnaire, malgré qu'un
examen minutieux révèle à juste titre l'extrême gravité de l'affection. Nous allons voir, en effet dans les
jours qui vont suivre, les complications entrer en
scène.

L'arthrite, l'endocardite et la méningite sont, dans
l'ordre chronologique, les trois étapes, presque obli-

gatoires, par lesquelles va passer la septicémie pneumococcique avant sa terminaison.

C'est généralement du dixième au douzième jour
que le malade attire l'attention sur l'une de ses articulations ; l'épaule, en particulier, est celle qui est
le plus fréquemment atteinte. Quelquefois, il ne s'agit
que d'une simple arthralgie qui, s'accompagnant de
douleurs extrêmement vives, va en régressant rapidement. Mais, dans la majorité des cas, apportant ainsi
une preuve noùvelle de l'infection profonde de l'organisme, on se trouve en présence des symptômes
cardinaux d'une inflammation aigüe articulaire : le
gonflement de la région, l'œdème, la douleur, se font
remarquer par leur intensité. Un épanchement plus
ou moins abondant déforme la jointure ; les mouvements sont fort pénibles, la pression est très douloureuse; on dirait presque d'une arthrite blennorrha-
gique. Toujours à l'apparition de ces phénomènes
correspond, dans le tracé thermométrique, une forte
élévation de température. Notre observation IV mentionne un fait rare et intéressant : l'arthrite n'est
point venue à titre de complication dans le dé-
cours de l'infection pneumococcique ; elle s'est ins-
tallée, au contraire, dès le début, en même temps
que la toux et le point de côté, sans qu'il fût possible
de déceler à ce moment, au niveau du poumon, autre
chose que de la bronchite généralisée. Les symptômes
articulaires dominèrent longtemps, chez ce malade,
la scène pathologique et ne disparurent que trois
jours avant la fin, pour faire place à la méningite.
Quoi qu'il en soit, l'évolution poursuit son cours : dans

les formes légères, l'articulation retrouve rapidement tous ses mouvements ; dans les formes plus
graves, avec gros épanchement, on a pratiqué des
ponctions, qui demeurèrent toujours négatives. Nous
retrouverons d'ailleurs, au chapitre de l'anatomie
pathologique, les résultats des autopsies et particulièrement les constatations relevées au niveau des
articulations envahies par le pneumocoque.

A mesure que progresse la lésion articulaire, la
température semble décroître peu à peu, quoique
demeurant toujours aux environs de 38°. Brusquement, à la fin de la deuxième semaine, quelquefois
plus tôt, quelquefois plus tard, une nouvelle ascen-
sion à 41° traduit une autre complication. C'est au
cœur que l'infection vient de frapper : elle envahit le
péricarde ou l'endocarde, plus souvent celui-ci que
celui-là.

La péricardite en effet demande à être dépistée,
d'autant plus que le frottement, par lequel elle se
manifeste, est souvent difficile à entendre, à cause de
la coïncidence fréquente d'une pleurésie gauche.
Cependant dans nos trois observations où elle est
apparue, deux fois elle a été soupçonnée pendant
la vie. Depuis le début de la maladie, l'exploration
du cœur n'avait pas encore donné de signes bien
positifs. Le pouls, faible et depréssible, est rapide,
oscillant autour de 110. Les bruits, jusque là bien
perçus, deviennent sourds, et ce n'est que par une
auscultation journalière que l'on découvre les symptômes de la manifestation insidieuse qu'est la péricardite. L'oreille perçoit le frottement habituel et la

percussion ou la palpation viennent confirmer le diagnostic. Dans notre observation princeps par exemple, la malade est au treizième jour de son infection. Elle est haletante, dyspneïque, le faciès est vultueux, les yeux brillants, l'orifice des narines pulvérulent ; dans la nuit, elle a eu des épistaxis abondantes. On trouva à la visite du matin une augmentation de la matité précordiale et la présence d'une encoche assez nette. à concavité externe, sur le bord gauche et à la partie supérieure de la zône mate. Le choc est mal senti au-dessus de la limite inférieure de matité. Il n'y a pas de frottement à l'auscultation, mais l'on porte néanmoins à ce moment le diagnostic de péricardite, qui se trouva d'ailleurs vérifié par la suite.

Si la péricardite constitue le plus souvent une trouvaille d'autopsie et demande, pour être dépistée, un clinicien prévenu et un examen minutieux, l'endocardite au contraire se révèle par une symptomatologie plus nette, les signes fonctionnels venant s'ajouter aux signes physiques qui marquent son apparition. Elle frappe surtout le cœur gauche, plus souvent l'orifice aortique que l'orifice mitral. Entre la deuxième et la quatrième semaine (dans les cas de nos observations), le malade est pris brusquement d'oppression, de palpitations. de dyspnée. La complication s'annonce, comme la péricardite, par une subite élévation de température. qu'un frisson ou du délire accompagnent quelquefois. L'auscultation fait percevoir des bruits de souffle, variables comme intensité, à siège le plus souvent aortique. Dans l'observation V, en même temps que ces phénomènes, le pouls classique de l'insuffisance aortique vint compléter le tableau. Lorsque, plus rarement, l'infection s'est portée sur l'orifice mitral, ou plus rarement encore sur le cœur droit, il est exceptionnel d'arriver à en faire le diagnostic. Le malade de MM. Leclerc et Cade, qui présenta, à l'examen nécropsique de son cœur, de belles végétations de formation récente sur les valves mitrale et tricuspide, évolua sans aucun signe. Mais quand l'endocardite aortique, greffée sur l'infection pneumococcique, se traduit par ses symptômes habituels, on ne peut pas ne pas être frappé de la forme extrêmement grave qu'elle revêt. On dirait une endocardite maligne, avec ses paroxysmes fébriles, son état adynamique intense. Et en effet, la fin approche : l'organisme, infecté depuis des semaines, est à bout de résistance : nous allons voir, suivant de tout près la lésion cardiaque, s'installer l'ultime complication, la méningite.

Mais entre temps, tandis que s'installent et évoluent ces différents phénomènes, l'état général et surtout l'état pulmonaire du malade méritent de retenir l'attention. La dyspnée, l'oligurie, l'albuminurie, la sécheresse de la peau et des muqueuses, la dépressibilité du pouls s'accentuent. L'auscultation des poumons est toujours instructive. Tantôt, c'est à peine si l'on note quelque modification des signes que l'on a enregistrés dès le début : on constate encore la même obscurité du murmure vésiculaire aux bases, avec submatité et absence de vibrations; on songe à un épanchement pleural, mais les ponctions

demeurent négatives. Tantôt, comme dans l'observation VIII, c'est la multiplicité des foyers conges-
tifs qui domine : en deux ou trois jours s'installe en
un point du poumon, toujours différent, une nouvelle lésion que caractérisent un souffle et des râles.
Une autre fois encore (obs. VII), après avoir trouvé
des signes nets de pleurésie, que des ponctions successives ne sont pas arrivées à confirmer, l'évolution
de la maladie met enfin sur la voie du diagnostic :
une vomique en effet est la signature de la pleurésie
diaphragmatique, qui est venue compliquer l'état
pulmonaire primitif.

Brusquement, l'état général s'aggrave rapidement.
Le pouls dépasse 130. La fièvre reprend, plus intense
que jamais, et le thermomètre marque 40°. Le
tableau s'est totalement modifié en quelques heures.
En effet, le sujet se plaint de violents maux de tête ;
il a déliré toute la nuit ; la nuque est un peu raide ;
on trouve une ébauche de Kernig. Dès ce moment,
on soupçonne la méningite et la ponction lombaire
confirme cette idée : le liquide, qui s'écoule, sort en
jet ; il est louche et son examen ultérieur le montrera
du reste fait d'une véritable purée de polynucléaires
et de pneumocoques. Bientôt les phénomènes méningés s'accusent : le signe de Kernig est typique ; le
malade est tourmenté par de la photophobie, par une
céphalée atroce. Il y a quelques vomissements, en
général peu nombreux. La nuque est raide et douloureuse, la raie vaso-motrice persiste longtemps ;
le rachis est raidi en opistothonos, les réflexes sont
sont très vifs. L'épuisement est extrême, le faciès

terreux. Enfin une hypéresthésie généralisée arrache
des cris au malade et le fait presque sortir de sa tor-
peur. Dans un cas même (obs. III), on constate, en
plus d'un léger ptosis de la paupière, au point
déclive de la chambre antérieure, un disque blanchâtre, début d'hypopion, Puis la dyspnée s'accuse,
toujours plus intense. A la constipation des jours précédents succède une diarrhée terminale, accompagnée de douleurs abdominales et de ballonnement du
ventre. Des mouvements convulsifs dans les membres
apparaissent : le malade meurt dans le coma.

Ainsi s'est déroulée, dans l'espace moyen de vingt
jours, la septicémie pneumococcique. Son allure
grave d'emblée, ses symptômes dramatiques, per-
mettaient de prévoir, dès l'origine, la haute gravité
de la maladie. Qu'il y eût, ou non, la localisation
pulmonaire du pneumocoque au début, l'empoison-
nement a été et est demeuré complet. Chacune des
complications de nos malades, les abcès, l'arthrite,
l'endocardite, etc.., a marqué une nouvelle étape
dans les progrès de l'infection. C'est la méningite qui
a terminé la scène : l'organe noble par excellence, le
cerveau, a résisté le plus longtemps ; la cellule pen-
sante a succombé la dernière.

B. — OBSERVATIONS

OBSERVATION I (Inédite)

(Service de M. le Professeur agrégé PIC)

Françoise B..., vingt-deux ans, confectionneuse, entre au troisième femmes, le 18 janvier 1906, pour des accès d'oppression, des points de côté, de la toux, survenus depuis cinq jours.

Antécédents héréditaires. — Le père est mort bacillaire, éthylique. La mère est paralytique générale. Quatre frères ou sœurs sont morts en bas-âge ; trois sont actuellement bien portants.

Antécédents personnels. — La malade est célibataire. Elle a eu une grossesse terminée il y a cinq mois. Elle n'a jamais été bien réglée. Au point de vue des maladies antérieures, on ne relève dans son passé pathologique que des attaques rhumatismales survenues entre sept et onze ans. Les jointures des membres supérieurs et inférieurs auraient été très enflées pendant ces quatre ans avec des alternatives d'amélioration et d'aggravation successives. La malade qui, de ce fait, demeura trois ans alitée, ne présente plus aujourd'hui la moindre trace de ces attaques ; on ne trouve ni raideur, ni déformations articulaires.

C'est à sa grossesse que la malade rapporte son état actuel. Elle déclare ne s'être jamais bien remise de ses couches ; pendant les cinq mois qui l'en séparent, elle aurait maigri, perdu ses forces et souffert assez fréquemment de son ventre, sans aucun incident grave cependant. Elle n'a pas eu de crises abdominales ou pulmonaires.

L'affection actuelle a débuté, il y a cinq jours, par une sensation de lassitude généralisée et par de l'oppression. Le même soir, la fièvre s'allumait, assez intense, accompagnée de sueurs abondantes et d'une grande agitation. Il n'y a pas eu de vomissements. (Ces symptômes ont été précédés d'ailleurs d'une angine légère, dont ne persiste aucune trace). Quarante-huit heures après, apparaissent des points de côté : ils siégent de chaque côté de la poitrine, prédominants en avant, donnant à la malade une sensation de constriction thoracique plutôt que de douleur nette. La *toux* est quinteuse, douloureuse, peu fréquente ; elle ne s'accompagne que de quelques crachats spumeux, sans expectoration rouillée ou gelée de groseille.

A *l'entrée* dans le service, la malade est dans un état fébrile (T $= 40°2$) ; les pommettes sont rouges ; au repos dyspnée évidente (R $= 40$) ; pas de tirage.

Aux *poumons*, on note, à la percussion, en arrière et à gauche, de la submatité ; de la matité dans le tiers inférieur, sans exagération des vibrations. A droite, matité au-dessous de l'épine de l'omoplate, disparaissant dans le tiers moyen, pour reparaître à la partie inférieure. Pas de flot. Rien en avant à la percussion.

A *l'auscultation* du poumon droit, en arrière, on perçoit une respiration soufflante, sans râles, dans le tiers supérieur ; de l'obscurité du murmure vésiculaire dans le tiers inférieur. On entend quelque râles fins diminués après la toux. Pas d'égophonie ; pas de pectoriloquie aphone.

Au poumon gauche, les deux tiers supérieurs respirent bien ; dans le tiers inférieur au contraire, le murmure vésiculaire est très obscur : l'expiration est lointaine, soufflante ; puis, à l'extrême base, l'obscurité est complète. Après la toux, on perçoit des râles crépitants, éclatants, nets et nombreux à la limite supérieure de la matité. L'égophonie et la pectoriloquie aphone sont nettes. Pas de souffle.

Au *cœur* : les bruits sont sourds, très rapprochés. Le pouls est à 120 sans arythmie.

L'exploration du *tube digestif* est négative. La langue est sale, mais pas de symptômes gastriques ou intestinaux. Le ventre n'est pas ballonné, non douloureux à la pression. Pas de taches rosées. Ni constipation, ni diarrhée.

Système nerveux : rien.

Urines : Q = 600. Très foncées. (L'examen complet n'a pas été pratiqué à ce moment parce que la malade à ses règles.)

Le *19 janvier 1906*. — Les signes pulmonaires notés ci-dessus persistent sans modification. A gauche seulement et en arrière, la matité est plus franche, les vibrations sont abolies ; il semble que l'on ait du flot. L'espace de Traube est submat.

Au *cœur* : rythme pendulaire ; le premier bruit est sourd ; il n'y a pas de déviation de la pointe.

L'*abdomen* est ballonné ; la langue saburrale ; pas d'ulcérations pharyngées ; pas de diarrhée. Sur le dos, dans la région lombaire, on voit trois taches érythémateuses, paraissant être un début de taches rosées. On prélève du sang pour le séro-diagnostic.

20 janvier. Le séro est négatif.

Par contre, le tympanisme abdominal est plus considérable. Les fosses iliaques sont légèrement douloureuses. La diarrhée est apparue ; il existe quatre ou six taches rosées nettes en arrière, dans le dos ; une ou deux sur le ventre.

Le pouls est mou à 120. Les bruits du cœur sont sourds.

La malade est très dyspnéique. R.=52. T.=40. On prescrit du pyramidon ; de la glace sur la région précordiale ; des cataplasmes froids et des lavements froids.

21 janvier. Au matin, la température est tombée à 37°4, en même temps que l'on note une chute parallèle du pouls et de la respiration. Transpiration abondante ; néanmoins, l'état général est demeuré peu satisfaisant. Le soir, la température est à 38°5.

22 janvier. Température du matin : 37°3 ; du soir : 41°. Depuis lors, jusqu'au 27 janvier, la courbe thermique décrit de grandes oscillations entre 37 et 41°, avec maxima régulièrement vespéraux. La dyspnée demeure constante ; elle s'exagère particulièrement au moment des paroxysmes fébriles. L'expectoration est devenue abondante, mousseuse, comme celle de l'œdème pulmonaire.

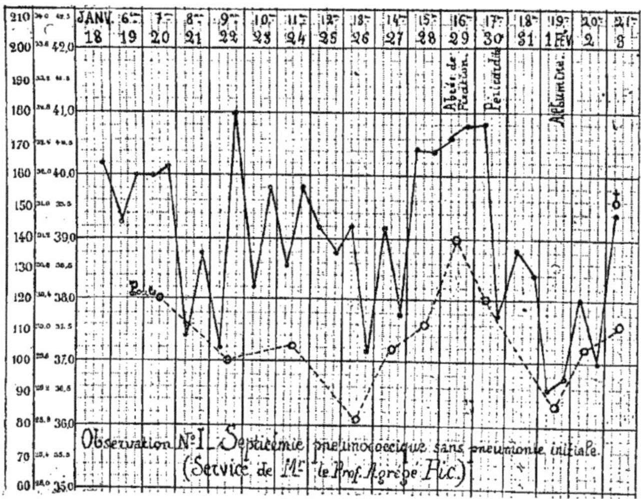

La malade prend régulièrement o,3o centigrammes de pyramidon toutes les trois heures quand sa température dépasse 38° 5.

28 janvier. Jusqu'au 3o janvier, la température demeure stationnaire et varie entre 4o et 41°.

29 janvier. On fait un abcès de fixation à la cuisse.

3o janvier. La température est à 4o° 3 ; le pouls à 120 ; la respiration à 48.

Le facies est vultueux, les yeux brillants, les lèvres sèches, l'orifice des narines pulvérulent. Battements des ailes du nez. La malade mouche des mucosités sanglantes : depuis cette nuit, elle a des épistaxis abondantes auxquelles sont peut-être mêlés quelques crachats rouges, rappelant ceux de l'infarctus.

Aux *poumons*, on constate toujours la même obscurité aux deux bases, avec submatité et diminution des vibrations. Une ponction exploratrice reste négative. A gauche, au-dessus de la zone de submatité, se trouve un foyer de râles sous-crépitants fins. Expiration très soufflante dans les deux fosses sous-épineuses, surtout à gauche.

Au *cœur*, la percussion révèle une augmentation de la matité précordiale et la présence d'une encoche assez nette, à concavité externe, sur le bord gauche et à la partie supérieure de la zone mate. Le choc est mal senti au-dessus de la limite inférieure de la matité ; par contre, les battements sont assez nets dans la région de la base. Les bruits sont de plus en plus amoindris. Aucun signe de compression veineuse ; pas de gonflement des veines du cou ; pas de cyanose des extrémités. Le pouls est plein.

Les épistaxis continuent après la visite.

1er février. Les mêmes signes persistent sans modification notable. Les urines sont rares et contiennent beaucoup d'albumine.

La langue est sèche, vernissée ; on voit quelques taches rosées.

La *rate* est grosse ; mais il n'y a jamais eu de symptômes abdominaux nets.

2 février. Le séro-diagnostic tuberculeux a été cherché : il est négatif.

3 février. La malade meurt au matin, dix-sept jours après son entrée dans le service.

AUTOPSIE. — A l'ouverture du thorax, on constate une *double symphyse pleurale*, formée d'adhérences assez solides, mais cependant encore celluleuses, si bien que le décollement des poumons est possible sans grandes diffi-

cultés. Ces adhérences, lâches au sommet, sont plus solides
à la partie moyenne et plns encore dans la région diaphragmatique, où quelques débris de poumon adhèrent au diaphragme.

Les deux poumons présentent des lésions identiques. Il
s'agit d'un œdème pulmonaire très marqué, généralisé, avec
congestion des bases et carnisation de l'extrémité inférieure
des lobes inférieurs. Nulle part on ne trouve trace de lésions
tuberculeuses, parenchymateuses ou ganglionnaires. Pas
d'infarctus. Pas de noyaux d'hépatisation récente.

Le *cœur*, avant l'incision du péricarde, apparaît immobilisé
fermement par des adhérences pleuro-péricardiques, de sorte
que tous les organes, contenus dans la région sus-diaphrag-
matique du thorax, sont soudés les uns aux autres et que
leur mobilité devait être très réduite ou même nulle.

A l'incision du péricarde, on note de suite une *symphyse
totale*, de formation récente. On peut insinuer le doigt entre
les deux feuillets de la séreuse et mettre à nu le cœur, qui
apparaît recouvert par le feuillet viscéral dépoli, rugueux,
parsemé d'arborisations et de traînées blanchâtres. A la face
postérieure, entre les tractus celluleux, formateurs de la
symphyse, existe un exsudat semi-liquide, fibrineux, jaunâtre.

Le cœur est de volume moyen ; le ventricule droit un peu
dilaté. Ni rétrécissement, ni insuffisance des orifices. Aucune
lésion à l'examen direct de l'endocarde, qui a gardé d'une
façon remarquable son aspect lisse de l'état normal.

L'aorte est souple, sans athérôme.

La *rate* pèse 440 grammes. Son volume est énorme ; elle
mesure 24 centimètres dans son diamètre vertical, 9 dans
son diamètre transversal. A la coupe, elle est noire, presque
diffluente.

Le *foie* est énorme ; il pèse 1.850 grammes. Il remplit tout
l'hypocoondre droit et touche, à gauche, à la rate. Sous la
capsule de Glisson se voient des îlots blanchâtres, qui sont
encore plus nets à la coupe, où ils apparaissent sous forme
de tractus.

Les *reins* pèsent chacun 160 grammes. La capsule se détache assez facilement et laisse à découvert le parenchyme, blanchâtre et marbré. La substance corticale est augmentée d'épaisseur et généralement décolorée, présentant en quelques points un aspect blanc jaunâtre avec un piqueté roux. La substance médullaire est fortement congestionnée.

Le péritoine, l'intestin, les organes génitaux, et d'une façon générale tout le reste du corps, ne présentent aucune altération.

L'Examen histologique a été pratiqué par M. le professeur agrégé Paviot.

Cœur : On voit de petites cellules rondes disséminées d'une façon assez discrète dans tous les espaces conjonctifs du myocarde. Elles abondent davantage dans les espaces fasciculants primordiaux et surtout autour des vaisseaux. Il n'y a pas de lésion appréciable parenchymateuse. Le péricarde, dont on a retrouvé des lambeaux, est infiltré de ces mêmes petites cellules.

Foie : Tous les espaces portes montrent une infiltration assez confluente de petites cellules rondes. Chaque cellule hépatique, d'une façon uniforme, montre une vésicule graisseuse de volume variable. Pas d'hémorragie. Pas de blocs de nécrose. Pas d'abcès pyohémiques.

Rein : Dans toute la substance corticale, on voit des îlots et des travées nombreuses de petites cellules rondes dans le tissu interstitiel, sans altération visible encore des éléments nobles. Dans la substance médullaire, l'infiltration est plus abondante, surtout le long des capillaires radiés, peut-être avec une confluence moindre. Il s'agit de néphrite interstitielle aigüe.

Recherches bactériologiques. — 1º *Expectoration :* Elle est faite de mucus et de cellules épithéliales qui contiennent, soit à l'intérieur, soit autour d'elles, une quantité énorme de pneumocoques. On voit des amas de diplocoques lancéolés, encapsulés pour la plupart ; on dirait une culture pure.

Les crachats, inoculés sous la peau de la souris, déterminent sa mort en vingt-quatre heures. Dans le sang du cœur de l'animal, dans les frottis de la rate, on retrouve un grand nombre de pneumocoques.

Sang : Numération des globules : glob. rouges, 5.797.000 ; glob. blancs, 13.550.

Une goutte de sang, retirée par ponction, renferme un grand nombre de pneumocoques. Il n'a pas été fait de cultures avec ce sang.

L'inoculation à la souris d'un demi-centimètre cube de sang, recueilli par ponction veineuse au pli du coude, a été négative et l'animal a survécu à l'inoculation.

OBSERVATION II

(In *Lyon Médical*, 1905, n° 24).

(Observation de MM. LECLERC et CADE, médecins des hôpitaux).

Ch. Joseph, trente-huit ans, cultivateur, entre à l'Hôtel-Dieu, salle Saint-Bruno, n° 11, le 21 décembre 1904. C'est un homme d'apparence robuste, mais alcoolique. Ses parents sont morts âgés. Il a deux frères bien portants et deux enfants en bonne santé. Il a trois ans de service militaire et n'a pas eu la syphilis. Il n'a jamais eu ni bronchite ni rhume prolongé.

Brusquement, dix jours avant son entrée à l'hôpital, après avoir été exposé au froid, il fut pris de plusieurs frissons et d'un violent point de côté sous le mamelon droit. D'emblée il fut très oppressé et s'alita. Il se mit à tousser et eut des crachats peu abondants, qui ne furent jamais rouillés. Trois jours avant d'entrer à l'Hôtel-Dieu, il fut pris d'une douleur dans l'épaule droite.

Le 22 décembre on constate : de la submatité tympanique au sommet du poumon droit en arrière ; des vibrations normales ; un souffle inspiratoire et expiratoire, du retentissement de la voix haute et basse ; des râles secs et des sous-crépitants fins, surtout dans la fosse sous-épineuse. En avant, il y a également de la submatité sous la clavicule droite. Le souffle y est moins intense qu'en arrière. On y entend aussi des râles sibilants, ronflants et sous-crépitants. Dans l'aisselle, on retrouve le même souffle et les mêmes râles.

A la base, en arrière, ainsi que dans tout le côté gauche, on perçoit des râles secs de bronchite diffuse des grosses bronches.

La dyspnée est peu intense.

Les crachats sont peu abondants, séro-muqueux, formés de deux couches : une superficielle, composée d'un liquide filant, incolore, à peine aéré, ressemblant à de la salive et une couche profonde, adhérente au fond du crachoir, d'apparence gommeuse. Soit dit une fois pour toutes, ils n'ont jamais varié sensiblement. A certains jours, ils étaient un peu grisâtres, mais *jamais ils n'ont été hématiques.*

La température qui, la veille au matin, était à 38°,8, atteint, le soir 39°,8. Le pouls est à 112-120. Le cœur est régulier, les deux bruits sont bien frappés. La langue est humide. Sur l'aile du nez, une grosse pustule, dont l'origine a été une vésicule d'herpès. Pas d'albumine. L'épaule droite est douloureuse, non tuméfiée ; les mouvements communiqués provoquent de la douleur. L'état général est bon. Pas de symptômes nerveux.

23 décembre. Même état.

24 décembre. Le souffle a presque disparu mais les râles persistent.

27 décembre. En arrière, les signes physiques ont beaucoup diminué et se réduisent à de l'obscurité respiratoire, sans souffle et à quelques râles secs. En avant, les râles sous-crépitants persistent.

30 décembre. État stationnaire.

2 janvier. En avant les râles diminuent. Le pouls s'accélère (124). Pour la première fois, petit disque d'albumine.

4 janvier. La température monte (40°,7). L'état géné-

ral s'aggrave. Signes physiques, comme au précédent examen.

5 janvier. Pouls 128. Râles du type bronchique (ronflants et sibilants) des deux côtés et, en plus, quelques sous-crépitants au sommet droit, en arrière et en avant.

6 janvier. Le malade est somnolent. Pas de délire vrai. Carphologie et tremblement des membres supérieurs dans les mouvements volontaires. Pouls 128. Premier bruit légèrement soufflant dans l'aire des souffles tricuspidiens.

La rate n'est pas perçue. Aucun symptôme abdominal.

7 et 8 janvier. Affaiblissement progressif et mort le 8, à dix heures du matin, vingt-huit jours après le début de la maladie.

AUTOPSIE. — *Symphyse pleurale totale* à droite. La plèvre n'est pas épaissie. A gauche, symphyse partielle en bas et en dehors.

Le poumon droit pèse 870 grammes. La coupe des deux lobes inférieurs, qui sont simplement hypérémiés, tranche par sa couleur rose sur celle du lobe supérieur qui a une teinte uniformément gris-clair. Cette coupe est lisse. Pressé entre les doigts, le parenchyme pulmonaire crépite et nulle part on ne voit soudre du pus par les bronches.

De petits cubes placés dans l'eau surnagent complètement. Ce lobe supérieur n'est donc ni pneumonique, ni bronchopneumonique.

Le poumon gauche, qui pèse 520 grammes, est simplement congestionné comme les deux lobes inférieurs du poumon droit.

L'encéphale est tout entier coiffé par une calotte de pus épais, infiltrant la pie-mère, sur la convexité des hémisphères, ainsi que dans la scissure inter-hémisphérique et à la base, autour du méso-céphale et du cervelet. Rien de particulier à la coupe des différentes parties de l'encéphale.

Le *péricarde* est lisse, non adhérent. Le *cœur* présente, au niveau des orifices mitral et tricuspidien, une efflorescence

remarquable de végétations valvulaires récentes, en choux-
fleurs.

Le foie pèse 2 kilog. 750 gr. Il est lisse.

La rate 340 grammes.

Les reins, 215 et 230 grammes. Il ne présente rien à l'œil
nu.

EXAMEN HISTOLOGIQUE, dû à M. le professeur agrégé Paviot.
Poumon droit (lobe supérieur) : Le fragment présente, à sa
surface, les deux plèvres manifestement adhérentes : c'est
une adhérence constituée par un tissu conjonctif à assez
grosses fibrilles, parcouru par des vaisseaux de tous calibres.
Ils s'étendent depuis le tissu cellulo-adipeux sous-pleural de
la paroi jusqu'à la plèvre viscérale : la limite de celle-ci est
rendue très reconnaissable par l'augmentation de son tissu
élastique. Au-dessous de celui-ci est encore une nappe
fibreuse, par place antracosique, puis enfin commence le
tissu pulmonaire. Les alvéoles les plus superficiels sont
totalement obstrués par un tissu fibroïde, dans lequel la
charpente alvéolaire est tout à fait méconnaissable. C'est
une nappe de cellules allongées, de fibrilles grêles et de fibres
élastiques enroulées très abondantes. Ça et là quelques
cellules emprisonnées dans le feutrage fibroïde et élastique,
gardant les caractères épithéliaux, mais c'est surtout leur
charge en pigment charbonneux, qui les fait reconnaître
comme d'anciennes cellules d'exsudat cellulaire alvéolaire.

En allant plus profondément, les alvéoles deviennent de
plus en plus perméables, la charpente alvéolaire est de plus
en plus visible et alors on voit les parois des alvéoles
épaissies, constituées par des cellules ovales ou allongées
sur trois ou quatre rangs d'épaisseur. Cependant, un exsudat
de cellules abondant, envahit encore tout ou partie des
alvéoles. Ce contenu alvéolaire est constitué tantôt par des
cellules épithéliales polymorphes à protoplasma clair, tantôt
par des cellules granulo-graisseuses volumineuses, contenant
quelquefois aussi des grains charbonneux. On surprend

dans certains alvéoles de véritables bouchons sphériques les oblitérant plus ou moins complètement, formés de cellules allongées et de fibrilles qui semblent orientées concentriquement. Ces bouchons présentent aussi, souvent vers leur centre, des amas granulo-graisseux, emprisonnés entre les éléments qui les constituent. Enfin, çà et là, surtout au voisinage des vaisseaux, se voient des traînées ou îlots de cellules rondes et jeunes.

Foie : hyperplasie manifeste et très généralisée à tous les espaces-portes, sous forme de petites cellules rondes, sans sclérose marquée, mais déjà il y a des néocanalicules qui commencent à se montrer. On voit quelques point de steatose au voisinage de certains espaces. Pas d'autres altérations notables.

Reins : néphrite récente subaiguë, se traduisant par des cellules rondes, abondantes autour des glomérules, formant souvent des traînées ou des étoiles. On voit des foyers de cellules rondes autour des vaisseaux de la substance médullaire. Il y a de la dilatation des tubes contournés, dont l'épithélium présente des cellules plus grosses et plus hautes.

EXAMENS BACTÉRIOLOGIQUES. — Le 3 *janvier*, nous envoyons au laboratoire l'expectoration de notre malade ; voici la réponse de M. le professeur agrégé P. Courmont :

A *l'examen direct*, on trouve dans ces crachats d'assez nombreux diplocoques encapsulés, les uns à grains fins, mais la plupart à grains très gros, arrondis, gardant le Gram comme les pneumocoques.

Un lapin est *inoculé* avec des crachats dilués dans du bouillon (inoculation intra-veineuse). Ce lapin, sacrifié au bout de trois jours, ne présente aucune lésion importante. Le sang du cœur, la moelle des os, ensemencés en bouillon, n'ont pas poussé.

Le *4 janvier*, on inocule, sous la peau de deux souris, une parcelle des crachats de notre malade ; les deux souris succombent en moins de vingt-quatre heures, et l'examen de leur sang montre qu'il fourmille de pneumocoques.

Le 6 *janvier*, le sang du malade, recueilli aseptiquement par ponction veineuse, est ensemencé directement en bouillon au laboratoire des hôpitaux. Ce premier bouillon est réensemencé une deuxième fois. La culture est peu abondante en vingt-quatre heures. Microscopiquement, on y trouve de nombreux diplocoques, dont beaucoup nettement lancéolés, quelques chaînettes courtes, enfin divers cocci. Tous ces cocci gardent le Gram. Donc, cultures de cocci présentant la forme et les caractères de coloration du pneumocoque.

Un lapin est inoculé avec cette culture (inoculation intraveineuse). Sacrifié au bout de plusieurs jours, en pleine santé, on ne décèle, ni dans son sang ni dans sa moelle osseuse, de pneumocoques (P. Courmont).

Le 7 *janvier*, veille de la mort du malade, on inocule de nouveau, sous la peau d'une souris blanche, une goutte de crachat. Cet animal succombe en moins de vingt-quatre heures, et comme chez les souris précédemment inoculées, on trouve dans son sang de nombreux diplocoques, ayant l'aspect et les caractères de coloration du pneumocoque.

OBSERVATION III

(In *Journal des praticiens*, 11 février 1905.)

La malade, vingt-huit ans, entre à l'hôpital Beaujon le 15 octobre.

Aucun intérêt du côté des antécédents héréditaires.

Comme *antécédents personnels*, elle présenta, il y a quatre ans, une poussée de rhumatisme articulaire, compliqué d'endocardite mitrale.

Son *affection actuelle* a débuté exactement huit jours avant son entrée, à la suite d'un refroidissement, par un violent frisson, durant quelques heures. Une toux fréquente fait rapidement son apparition. Mais ce n'est que plus tard, après deux jours, qu'un point de côté se déclare, siégeant à la région sous-mammaire droite. Le point de côté et la toux ne se modifient pas les jours suivants. Un jour avant son entrée, la malade remarque elle-même la fétidité spéciale de son haleine et de ses crachats. Ce sont ces symptômes qui frappent tout d'abord ; l'expectoration, pneumonique, est formée de crachats légèrement purulents et muqueux. Par la percussion thoracique, on délimite une zône de matité à la base droite s'étendant jusqu'à deux travers de doigts au-dessous de l'omoplate. A ce niveau, la propagation des vibrations se fait mal ; l'auscultation fait percevoir dans la zône supérieure de la matité un souffle moins bruyant que le souffle tubaire, presque aigre, devenant lointain, puis imperceptible dans la zône inférieure. Il n'existe en aucun point de foyers de râles crépitants ni sous crépitants. Ces signes font *penser à une congestion pleuro-pulmonaire.*

A l'examen du cœur, souffle nettement systolique, en jet de vapeur, siégeant à la pointe, se propageant dans l'aisselle ; il s'agit nettement d'une insuffisance mitrale, vestige probable de l'endocardite rhumatismale ancienne qui, jusque-là, n'a jamais occasionné la moindre dyspnée ni le plus petit œdème.

Les symptômes digestifs fonctionnels se caractérisent par une anorexie persistante et quelques régurgitations que la malade attribue à la fétidité de son expectoration. Pas de météorisme abdominal. La température se maintient entre 38 et 39° ; le pouls, petit mais régulier, est à 90.

Le lendemain et le surlendemain (16 et 17 octobre), l'expectoration et l'haleine perdent leur fétidité. Le traitement s'est borné à l'administration journalière de 2 grammes d'alcoolature d'eucalyptus, associé à 5 grammes d'hyposulfite de soude. La malade est moins dyspnéique. Les signes physiques se sont un peu modifiés ; la matité postérieure s'est étendue ; l'obscurité respiratoire à la base devient plus nette. On songe à un épanchement pleural ; par une ponction exploratrice, on retire 5 centimètres cubes d'un liquide citrin, contenant de nombreux polynucléaires et une grande quantité de pneumocoques typiques. Une ponction évacuatrice ne ramène cependant que 150 grammes d'un liquide possédant les mêmes caractères. Ce liquide donne des colonies de pneumocoque pur sur gélose sanglante.

Le 20 octobre, le pouls est à 100 ; la température, jusque là aux environs de 39, s'élève à 40°. La toux a reparu, la malade est légèrement dyspnéique. La matité prédomine à la région moyenne du poumon droit, au niveau de la scissure interlobaire ; la base est presque sonore. Le souffle congestif s'entend facilement dans toute cette région ; il semble que l'abolition de la respiration n'est plus aussi complète à l'extrême base. On ne constate la présence d'aucun râle.

Le lendemain, 21 octobre, la température est toujours élevée (38°,8 ; 39°,5). Le tableau s'est totalement modifié depuis la veille ; la malade a déliré toute la nuit, ; quand nous la voyons, elle se plaint d'une violente céphalée. Aucun changement dans les signes pulmonaires. Par contre : raideur de la nuque, signe de Kernig, vomissements à deux reprises. On soupçonne une méningite. La ponction lombaire confirme cette idée. Le liquide qui s'écoule, sort en jet ; il est louche ; l'examen cytologique montre de nombreux polynucléaires, sans éléments pathogènes visibles. Cependant la culture de ce liquide sur gélose au sang donne une poussée de pneumocoques. La souris, inoculée avec le liquide céphalo-rachidien, meurt en quarante-huit heures.

Le 22 octobre, devant l'aggravation rapide de l'état général (T. m., 40°,6 ; s,, 40°,2 ; pouls à 140), on fait une prise aseptique de sang dans la veine médiane céphalique. Le sang sur gélose et sur liquide d'ascite donne une culture de pneumocoque, même si l'expérience est faite avec 1 centimètre cube de sang, dans un tube de gélose ordinaire.

Le 24 octobre, l'état s'est beaucoup aggravé ; le faciès de la malade est terreux, très amaigri. Malgré l'abaissement

léger de la température à 39°4, le pouls régulier et presque
imperceptible bat à 150. La respiration est irrégulière. Les
symptômes pulmonaires n'ont pas changé. Il en est de même
du syndrôme méningé ; le signe de Kernig persiste, la
malade est couchée en chien de fusil. On constate en plus
un léger myosis de l'œil droit, la substance vitrée paraît
trouble ; il existe dans la chambre antérieure un léger
disque blanchâtre au point déclive, début d'un hypopion.
Nouvelle prise de sang et culture de pneumocoque en
vingt-quatre heures. Durant la journée, apparaissent des
douleurs abdominales : le ventre est ballonné ; il n'existe
pas de matité dans les flancs. On fait le soir une injection
intra-veineuse de 4 centimètres cubes de collargol. La malade
meurt dans la soirée.

Autopsie. — L'autopsie fut faite trente-deux heures après
la mort. A l'ouverture de la cage thoracique, on découvre à
droite un épanchement pleural, peu abondant. Le liquide,
plus louche que séro-fibrineux, varie entre 300 et 400 grammes ; à son intérieur nageaient des exsudats pseudo-mem-
braneux. Les plèvres viscérales et pariétales sont tapissées
de *fausses membranes* peu adhérentes et molles, régulièrement réparties sur toute leur surface. A la base, des
adhérences transversales, peu résistantes, cloisonnent cette
cavité.

Au niveau du diaphragme, une couronne d'adhérences
sépare cette cavité de la plèvre diaphragmatique. Il existe
en effet une *pleurésie diaphragmatique enkystée.* Une
poche occupe l'espace compris entre la base pulmonaire et
la coupole phrénique ; son contenu est nettement purulent
avec forte réaction pseudo-membraneuse sur ses parois.
Cette pleurésie est isolée de la pleurésie costo-pariétale.
L'interlobe présente des lésions non moins interressantes. Il
existe une complète symphyse de la scissure ; entre le lobe
inférieur et le lobe moyen apparaît une couche de tissu
lardacé, rosé, d'un travers de doigt d'épaisseur. En arrière,

dans cette zone interlobaire, on découvre deux petits abcès de la grosseur d'une noisette, dont l'un, presque superficiel contient un pus franchement jaunâtre et épais. La base du poumon droit, entouré pas ces altérations pleurales, en haut inter-lobaire, en bas diaphragmatique, en dehors costale, ne présente *pas d'hépatisation* nette; elle est congestionnée, mais crépite un peu sous la pression; il n'existe pas trace de suppuration diffuse ni locale intra-pulmonaire à ce niveau; de même aucune trace d'infarctus. Le poumon gauche paraît à peu près indemne de toute lésion.

Le *cœur* nous présente des oreillettes dilatées; le ventricule gauche est un peu hypertrophié. Sur le bord de la grande valve mitrale s'élèvent des végétations endocardiques, la déformant complètement; les végétations sont dures et ne se dissocient pas au doigt, certaines d'entre elles sont plus ou moins violacées par une véritable suffusion sanguine sous-endothéliale. La base de la valvule est fortement épaissie. La petite valve mitrale ne porte que deux petites végétations modifiant peu sa conformation. Les valvules aortiques sont déchiquetées, proliférantes; les végétations endocardiques les ont totalement envahies, surtout au niveau de leur bord libre. Aucune lésion du cœur droit. L'examen histologique de la valve mitrale montre que le tissu conjonctif de la valvule est épaissi, il envoie des travées fibreuses jusqu'à la base des végétations. Mais celles-ci, par l'abondance des foyers leucocytaires et par l'absence complète d'organisation, paraissent des productions récentes. Les autres viscères ne présentent aucune trace d'embolie venue de cette endocardite.

Le foie est congestionné.

Les reins sont gros, et présentent quelques altérations nettes de néphrite infectieuse, mais peu prononcées à un examen macroscopique.

La *rate* est volumineuse, entourée d'une capsule épaissie et blanchâtre; elle n'est pas diffluente, mais présente au contraire de la résistance et de l'homogénéité.

Nulle part on ne découvre d'infarctus.

Le *cerveau* est congestionné ; il existe de légers exsudats purulents sur le vermis cérébelleux supérieur et la scissure de Rolando. Le liquide céphalo-rachidien est presque purulent.

EXAMENS BACTÉRIOLOGIQUES. — Toutes les lésions découvertes à l'autopsie relèvent d'un seul et même agent microbien : le pneumocoque. On le retrouve sur les frottis du pus diaphragmatique et interlobaire, de même sur les frottis de végétations endocardiques et des exsudats méningés.

OBSERVATION IV (résumée)

In *Gazette des Hôpitaux*, 2 avril 1896.

V..., cinquante-six ans, cordonnier, entre le 6 novembre.

Pas d'antécédents. Ni rhumatisme, ni syphilis, ni chaudepisse ancienne ou récente. Pas d'alcoolisme.

Début de l'affection actuelle il y a quinze jours par un point de côté à gauche. Toux peu fréquente. En même temps, le malade ressentit des douleurs dans l'épaule droite et dans l'articulation sterno-claviculaire gauche. Il entre à l'hôpital parce que son état ne s'améliore pas.

A l'examen. — On note un gonflement de la sterno-claviculaire gauche. La peau est tendue, violacée, chaude. La pression est douloureuse, et détermine un godet d'œdème. Les mouvements de l'épaule sont faciles, mais la mobilisation de la ceinture scapulaire tout entière est très douloureuse. L'épaule droite, quoique sensible, ne présente ni rougeur, ni gonflement. Il n'y a pas d'écoulement urétral.

Aux poumons = signes de bronchite généralisée avec râles de congestion aux deux bases, surtout à gauche.

Au cœur, les bruits sont sourds. Pouls = 100.

Les urines sont normales ; l'appétit nul, la langue sale. Mauvais état général.

Le 8 novembre, la température tend à baisser. La sterno-

claviculaire est toujours douloureuse : sa ponction, répétée le
10 novembre, demeure négative. L'état général est meilleur,
la température est tombée ; le malade se sent mieux, quand,
le 12 novembre, il prend brusquement un frisson avec 39°6.
La langue est sèche, les sueurs profuses. L'auscultation est
difficile et révèle des signes de broncho-pneumonie à gauche.
Le 15 novembre, le malade tombe daus le coma : raideur de
la nuque, stertor, pouls imperceptible. Température, le
matin : 40°, le soir 40°2. Mort à minuit.

Autopsie. — Poumon gauche ramolli. Poumon droit congestionné. *Nulle part on ne trouve de foyers pneumoniques.*

Le cœur est mou et décoloré. Une végétation aortique du
volume d'une lentille.

Le rein, la rate, le foie sont infectieux ; congestionnés et
doublés de volume.

Traînées jaunâtres sur l'hémisphère droit. Nombreuses
fausses membranes sur toute la base du cerveau jusqu'au
bulbe.

Pas d'épanchement dans l'épaule, ni dans la sterno-claviculaire, mais celle-ci est complétement détruite et rongée.

Examens bactériologiques. — Toutes les cultures et
toutes les inoculations ont démontré la présence du pneumocoque.

Observation V (résumée)

In thèse Prestrelle. Paris, 1900-1901. N° 305.

B... François, charron, quarante-six ans, entre le
18 novembre à l'hôpital Tenon.

Le 14 novembre, il a pris brusquement des frissons, un
point de côté, une fièvre intense avec agitation. Le 15, apparaissent de la toux et une expectoration teintée de sang.

Actuellement, faciès grippé, langue sèche. Dyspnée.
R. : 42. P. : 100, sans défaillance. Expectoration rouillée,

adhérente. Aux poumons, on trouve, à la percussion, de la matité dans le tiers inférieur du poumon droit ; à l'auscultation, un souffle tubaire, des râles crépitants et quelques frottements à la partie inférieure. Le foie est un peu gros, douloureux à la palpation. La rate n'est pas perceptible. Rien au cœur. Les urines sont rouges, peu abondantes, riches en phosphates, avec une trace d'albumine. La température est à 39° 5-40.

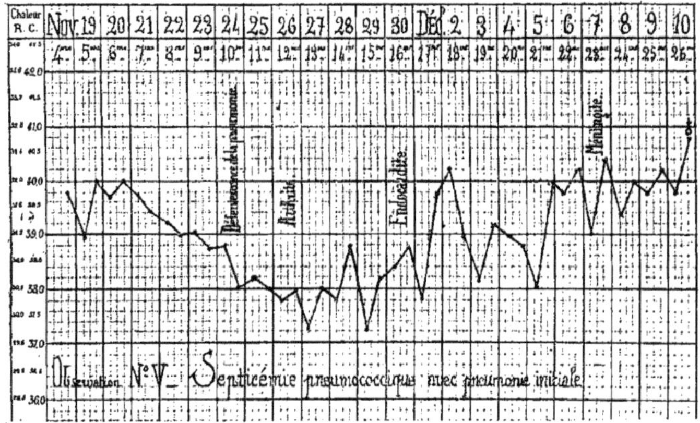

Pas d'antécédents héréditaires. Personnellement, léger alcoolisme ; a eu une forte contusion de la main droite quelques mois auparavant.

On prescrit 0,40 centigrammes de feuilles de digitale ; une potion de Todd.

20 novembre. — Pouls rapide. Bruits du cœur réguliers, mais un peu sourds, surtout à la base. La pneumonie s'est étendue vers le sommet. Foie, très douloureux, déborde de trois doigts.

21 novembre. Même état, mais aggravé. Délire.

24 novembre. Défervescence de la température avec crise urinaire et sudorale. La température remonte et demeure à 38°, parce que, le 26 novembre, apparaît une arthrite de la main droite avec impotence absolue.

29 novembre. T. : 37°2. Urines : 2500 cc. La douleur de l'arthrite est moins vive. Le poumon est rempli de râles sous-crépitants. Pouls régulier, mais mou. Les bruits du cœur sont sourds et mal frappés.

30 novembre. Etat général grave, quoique les signes de la main et du poumon rétrocèdent de plus en plus. Faciès pâle. Sueurs abondantes. Bruits du cœur, sourds, avec claquement du deuxième bruit à la base.

1er décembre. Délire dans la nuit. Dyspnée. On trouve, au cœur, un souffle au deuxième bruit à la base, avec pouls de Corrigan. T. = 39°9, puis 40°1. Le malade est pâle, haletant, agité de tremblements. Pas d'infarctus d'aucun organe.

8-9 décembre. On constate du subdélire, des secousses fibrillaires dans les muscles. Pas de Kernig. Pas de vomissements. Dyspnée. Pouls irrégulier à 160.

10 décembre. Délire. Coma. Soubresauts tendineux. Contracture des membres supérieurs. Mort avec 41°.

Autopsie. — *Thorax.* Pas de liquide. Adhérences au sommet droit. Fausses membranes molles à la base droite. Les deux poumons présentent une congestion intense, noir violet, avec hépatisation des lobes moyen et inférieur du côté droit.

Péricarde : pas de liquide.

Cœur : feuille morte, mou. 320 grammes. Enormes végétations polypiformes, du volume d'un noyau de cerise, sur la face ventrale des sigmoïdes aortiques.

Foie : 1.700 grammes. Mou. Rouge brun. *Rate :* 250 gr. Molle et diffluente. Les deux *reins* pèsent 225 grammes et sont congestionnés.

Cerveau : fausses membranes jaune-verdâtres à la convexité, mais surtout au bord supérieur des deux hémisphères, au lobe frontal et au lobe occipital. Ces fausses membranes sont faites de pus concret et épais.

Poignet : Les articulations intercarpiennes et carpo-métacarpiennes ont une synoviale dépolie, à piqueté bleuâtre. On trouve du pus le long des gaînes des fléchisseurs, au niveau de l'articulation des troisième et quatrième métacarpiens entre eux.

EXAMENS BACTÉRIOLOGIQUES. — Les cultures et les inoculations sont demeurées négatives, mais ce résultat est imputable à la mauvaise organisation matérielle du laboratoire.

OBSERVATION VI (résumée)

In. *Bull. Soc. Anat. de Paris*, 1895, p. 664

Nicolas P... maçon, quarante-quatre ans.

Antécédents personnels. — Il a manié pendant quelques années des caractères d'imprimerie (liseré gingival caractéristique). Depuis un an il tousse : bronchite chronique et emphysème.

Début le 24 octobre par des frissons, des douleurs thoraciques, de la dyspnée, de la toux.

État actuel. — Le 29 octobre. Les phénomènes précédents persistent : on constate de plus l'existence d'une expectoration formée de crachats muqueux, sanglants, fibrineux. Ces derniers sont identiques à ceux de la pneumonie franche aiguë.

A l'Examen. — Poumon : inflammation des grosses et des petites bronches, foyers de pneumonie et de congestion pulmonaire. Ces lésions sont disséminées à gauche ; à droite, outre les râles de bronchite diffuse, il existe au niveau de l'angle inférieur de l'omoplate du souffle et des râles muqueux et crépitants. Frottements pleuraux concomitants à la base droite.

Foie : Un peu gros. Subictère. *Rate* volumineuse.

Rein : Oligurie et albuminurie considérables.

Appareil circulatoire : Pouls dépressible, 115, 120.

Phénomènes généraux : adynamie. T. 39-40°. Diminution des sécrétions. Peau et langue sèches.

Marche : Les lésions broncho-pulmonaires se généralisent des deux côtés. Des frottements pleuraux apparaissent à la base gauche. Les crachats prennent l'aspect de « jus de pruneaux ». La dyspnée. l'oligurie, l'albuminurie, la sécheresse des muqueuses et de la peau, la dépressibilité du pouls s'accentuent.

Le thermométre marque 39-40° jusqu'au 5 novembre, jour où il s'élève à 41°. Alors on soupçonne l'existence d'un frottement péricardique et on diagnostique l'apparition d'une arthrite scapulo-humérale droite (douleurs spontanées, douleurs provoquées par la palpation de l'interligne articulaire et la mobilisation de l'humérus, fixé par la contracture des muscles de l'épaule. Fluxion de la région sans œdème véritable ni exagération de la circulation veineuse collatérale).

Le 7 novembre. T. 41°. Un délire incoordonné, de la contracture légère des muscles des membres et de la nuque, de la carphomanie apparaissent.

Le 8 novembre mort dans le coma.

Autopsie. — *Symphyse* presque intime des feuillets, sauf au niveau de la région externe de la base du poumon à droite et de la zone de Traube à gauche. Pas d'exsudat apparent.

Poumons : Nombreuses ecchymoses sous-pleurales punctiformes. Emphyséme disséminé, prédominant à la face antérieure du viscère. A la coupe, congestion intense généralisée, formant un fond rouge, sur lequel se détachent des noyaux sombres, dont le volume peut dépasser celui d'une noix. Ils sont disséminés à droite, confluent en vastes placards à gauche. Des fragments isolés, plongés dans l'eau, les uns surnagent, les autres tombent au fond.

Pericarde : A son ouverture, s'écoule un liquide teinté de rouge. Pericardite généralisée. Etat granuleux de la surface. Pas d'exsudat fibrineux visible à l'œil nu.

Endocarde : Endocardite végétante de la grande valve

mitrale. Volumineuses végétations des sigmoïdes aortiques.

Le *foie*, les *reins*, la *rate* sont très gros et congestionnés.
Articulation de l'épaule : liquide dense et peu abondant.
Synoviale épaissie.

EXAMENS BACTÉRIOLOGIQUES. — Ils ont tous abouti à la
mise en évidence du pneumocoque. Les cultures, les inoculations, les recherches dans les coupes histologiques des
différents organes ont toutes été positives.

OBSERVATION VII (Résumée)

In *Gazette des Hôpitaux*, 1906. N° 28, p. 327.

T..., âgée de vingt-six ans, entre à l'hôpital le 27 février
1905. Bien portante jusqu'à il y a douze jours, lorsque, brusquement, l'affection débute, le 15, par un point de côté sous-
mammaire, à droite, sans frisson. Fièvre. Toux légère, sans
expectoration.

Il y a quatre jours, exacerbation violente du point de côté ;
un autre est apparu au niveau des fausses côtes. Cette algie
violente et atroce attire l'attention. Les points phréniques
sont extrêmement nets et la malade pousse de véritables
hurlements de souffrance à leur pression.

A l'examen : Matité de bois à la base droite. Pas de vibrations. Le murmure vésiculaire n'est pas perçu. On entend
un souffle amphorique.

Le cœur est rapide ; les bruits sont à 120, mal frappés.

Température 40°2. Tachypnée 64.

Le *foie* déborde de deux travers de doigt.

Du 1er au 8 mars, même situation ; mais la dyspnée est
moins intense. Le 8, on trouve à l'auscultation des signes
nets de pleurésie ; malgré cela, toutes les ponctions prati-
quées demeurent négatives. Le 10 (vingt-troisième jour de
la maladie), l'expectoration, jusque là muqueuse et peu abon-

dante, devient purulente. Le lendemain, 40°2. La malade a une vomique de 500 grammes, contenant de nombreux pneumocoques. Le 12 mars, on observe une défervescence et une nouvelle vomique de 200 grammes.

Le 14, T. 38°6. On fait trois ponctions négatives. Le sang, ensemencé, donne du pneumocoque en culture pure. Le 16, trois nouvelles ponctions, toujours négatives. Le 18, l'état général devenant de plus en plus mauvais, on fait une série de ponctions avec un très long trocart et on atteint enfin le pus, dont on retire 400 grammes. Il est vert jaune, bien lié.

Au cœur : éréthysme. Adynamie très prononcée.

Le 19 et le 20 mars, les bruits du cœur sont assourdis ; on entend un souffle aortique, intermittent. La fièvre reprend, plus intense. Le 21 mars (trente-quatrième jour), la malade accuse une violente céphalée : la nuque est un peu raide ; il y a une ébauche de Kernig. Le lendemain, on retire, par ponction lombaire, 1 c. c. 5 de liquide céphalo-rachidien : véritable purée de polynucleaires avec un grand nombre de pneumocoques.

Les phénomènes méningés augmentent d'intensité.

Le 24 mars (trente-septième jour), dyspnée à 72 ; coma ; opistothonos. Mort.

AUTOPSIE. — Poumon gauche normal. Au poumon droit, on trouve une pneumonie banale du lobe inférieur.

Pleurésie diaphragmatique, limitée par de grosses adhérences, avec une poche du volume d'une orange.

Au *cœur* : Une grosse végétation aortique.

Le *foie* adhère au diaphragme ; il est séparé de lui, en un point, par une vaste poche, renfermant 300 grammes de pus, et communiquant par un étroit pertuis avec la cavité pleurale. Autour de cette grosse poche, on trouve trois ou quatre petits abcès gros comme une noix. Partout on voit du pus, jaune verdâtre, bien lié.

Le *cerveau* et la *moelle* baignent dans un liquide céphalo-

rachidien extrêmement louche ; mais nulle part on ne rencontre de pus proprement dit.

Les *reins* sont pâles.

La *rate* est un peu grosse 250 grammes.

EXAMENS BACTÉRIOLOGIQUES. — Dans les crachats, le
liquide céphalo-rachidien avant et après la mort, le liquide
de la ponction pleurale ; dans les cultures du pus hépatique,
du sang pendant la vie, de la végétation endocardique ; dans
l'inoculation à la souris, le pneumocoque s'est montré constamment très abondant et très virulent.

OBSERVATION VIII (résumée)

In *Soc. méd. des Hôp.* 1898, 25 novembre.

X.., cinquante-neuf ans, charbonnier, entre à l'hôpital
le 7 octobre.

Antécédents héréditaires et personnels nuls. Pas d'éthylisme.

Quinze jours auparavant, il a reçu un coup sur le côté
gauche de la poitrine. Depuis, il s'est mis à tousser, et huit
jours après, frisson, point de côté, fièvre, qui l'ont fait s'aliter
pendant une semaine.

A l'entrée, toux quinteuse, sans expectoration. Dyspnée
marquée. Température à 39°. On constate dans l'aisselle
gauche un foyer étendu de pneumonie ; au poumon droit,
bronchite généralisée. Pouls à 110. Urines rares, sans albumine.

Le *9 octobre*, deuxième foyer congestif à la base gauche.
Le malade expectore deux crachats épais et grisâtres. Il n'a
pas craché avant et il n'a plus craché par la suite.

Etat stationnaire les jours suivants.

Le *13 octobre*, troisième foyer à la base droite. Légère
albuminurie. Gonflement très marqué de toute la région de
l'épaule gauche. Il s'établit à ce niveau deux collections
purulentes que l'on draîne après une incision le lendemain.

L'état général est très grave : on fait 5oo grammes de sérum artificiel.

Le *15 octobre*, état général meilleur. Le 16, quatrième foyer congestif dans les fosses sus et sous-épineuses gauches. Le 20, cinquième foyer dans l'aisselle gauche, au niveau du premier dont la résolution avait été complète. Le 23, on note un œdème dur de la cuisse droite, surtout marqué au triangle de Scarpa. Le 26, septième foyer à la base gauche ; le 28, huitième foyer dans la fosse sous-épineuse gauche ; le 29, il y a un mieux marqué : l'épaule gauche va bien ; dans les poumons, on entend partout des râles de retour.

Le 1er *novembre*, cependant, bien que l'état pulmonaire n'ait pas changé, le malade va très mal. Il a eu de l'agitation la nuit. Raie méningitique très nette. Pupilles égales, réagissant bien à la lumière. A quatre heures du soir, on incise une tuméfaction arrondie, du volume d'un œuf de poule, située au devant du cou ; il s'en échappe un verre de pus jaune, épais, crêmeux et bien lié. Nombreux ganglions inguinaux, très augmentés de volume à droite. A cinq heures du soir, état excessivement grave : t. à 40°9 ; pouls à 132; prostration. On note un neuvième foyer à la base gauche. Fosse iliaque très douloureuse. Mort le 3 novembre à quatre heures du matin.

AUTOPSIE. — *Poumon* gauche adhérent dans toute sa hauteur et se déchirant par morceaux quand on essaye de l'enlever. Poumon droit rouge et congestionné. Pas de foyers de suppuration.

Rate, foie et reins augmentés de volume. A l'ouverture du *crâne*, exsudat méningé, surtout marqué dans la région pariétale gauche. Rien au cerveau.

A l'épaule gauche, pas de liquide ; surfaces articulaires saines.

L'incision de la gaine du psoas laisse s'écouler deux grands verres de pus. Articulation de la hanche saine.

Enfin l'abcès du cou n'est pas d'origine thyroïdienne, il

a eu pour point de départ l'aile gauche du cartilage thy-
roïde.

Examens bactériologiques.—Dans l'expectoration, le pus
de l'épaule, de l'abcès du cou ; dans les cultures faites avec
le sang, l'exsudat méningé, toujours le pneumocoque se
révèle très net et très abondant.

Observation IX (résumée)

In *Société medicale des Hôpitaux* 1902.

Jeanne J.... vingt-cinq ans, ménagère, entre à l'hôpital le
2 novembre.

Pas d'antécédents héréditaires, ni personnels. Deux enfants
vivants.

Malaise généralisé depuis le 20 octobre quand, le 26,
brusquement, douleur dans la région fessière droite, se
transportant le lendemain du côté gauche, et se fixant finalement en arrière du sein droit, vers la partie antérieure de
l'abdomen.

A l'entrée, adynamie intense. Dyspnée violente. Faciès
violacé. Point de côté très violent dans la région lombaire
droite avec irradiation en avant vers l'hypocondre droit. Rien
de particulier à l'examen de toute cette région douloureuse.

La malade est enceinte de cinq mois et demi. Fœtus
vivant.

Matité absolue dans le tiers inférieur du poumon droit.
Vibrations exagérées. Râles sous-crépitants. Frottements
dans la région axillaire. Rien sur le trajet du phrénique.
Expectoration peu abondante.

Rien au cœur. Pouls à 140. Urines rares, sans albumine.
T. 40° 2.

L'articulation métacarpo-phalangienne de l'index gauche
est douloureuse : gonflement et impotence du doigt.

4 novembre : Mêmes signes stéthoscopiques. T. 39, 4. Etat
général plus mauvais. Dyspnée. Douleur lombo-abdominale

aussi vive. L'articulation de l'index est plus douloureuse : collection purulente incisée, communiquant avec l'articulation proprement dite.

5 novembre : On perçoit des signes nets de pneumonie (râles et souffle). Pouls à 13o. Rien au cœur. Pas d'albumine.

6 novembre : sans douleurs expultrices, la malade accouche de deux fœtus vivants, parfaitement distincts. Deux placentas. Pas d'hémorragie. Pouls à 14o. Etat général de plus en plus mauvais. L'utérus étant vide, on explore facilement l'abdomen ; défense musculaire, foie légèrement abaissé.

7 novembre : Coma. Pouls petit à 14o. Foyer de pneumonie dans les deux tiers inférieurs du poumon droit.

Mort à dix heures du soir.

Autopsie. — *Poumons*. Nombreuses fausses membranes de pleurésie récente sur les deux plèvres. Congestion très accentuée du poumon gauche. Hépatisation rouge des lobes inférieur et moyen du poumon droit.

Le *pericarde* renferme une notable quantité de liquide louche ; nombreuses fausses membranes sur les deux feuillets. L'endocarde est absolument sain.

Foie : 23oo grammes, congestionné, légèrement graisseux.

Reins et *rate* : gros et congestionnés.

Un peu de pus dans l'articulation métacarpo-phalangienne. Rien aux méninges ni au cerveau.

Examens bactériologiques. — L'examen du pus et du sang pendant la vie a montré des cultures pures de pneumocoques. Le sang de la veine ombilicale des fœtus n'en contenait pas.

Observation X (résumée)

In *Société de Biologie*, 5 février 1898.

On amène à la Maternité une femme enceinte de sept mois, dans le coma, avec hémiplégie gauche.

Trente-trois ans. Bonne santé antérieure. 4 grossesses.
Elle est dans le coma depuis le matin.

A l'examen, on note une hemiplégie gauche. Pas d'albumine. Rien au cœur. Température 39°. L'enfant est vivant. On pratique l'accouchement en dilatant le col à la main. Présentation du siège ; extraction par la manœuvre de Mauriceau. Poids : 2050 grammes. On fait la délivrance immédiate, parce que la femme se cyanose, Malgré tout, l'asphyxie s'accentue et la malade meurt, une heure après l'entrée.

L'enfant va bien le 1ᵉʳ jour ; il refuse de têter le lendemain. Il prend quelques convulsions ; la peau est subictérique. Mort le matin du 3ᵉ jour.

AUTOPSIE. — *Mère* : Hépatisation rouge des deux lobes inférieurs de chaque poumon. Fausses membranes verdâtres sur les plèvres, sans liquide. Ni endocardite, ni pericardite. La pie-mère cérébrale est congestionnée ; on trouve un exsudat louche, puriforme, à la convexité comme à la base. Cet exsudat ainsi que le liquide céphalo-rachidien renferment de nombreux pneumocoques.

Enfant : Hépatisation de la base du poumon droit. Pie-mère cérébrale très vascularisée. Exsudat gélatiniforme légèrement louche à la surface des hémisphères, surtout marqué à la scissure de Sylvius.

EXAMENS BACTÉRIOLOGIQUES. — On trouve du pneumocoque pur dans le sang du cœur, l'exsudat cérébral, le liquide cephalo-rachidien, les coupes histologiques du poumon, du foie et de la rate.

CHAPITRE III

Anatomie pathologique.

———

Il n'est pas sans intérêt d'insister sur les variétés
anatomiques des lésions engendrées par le pneumocoque ; l'évolution même de l'infection permettait,
d'ailleurs, de prévoir la multiplicité des résultats qui
vont être maintenant exposés. L'autopsie de nos
malades a révélé deux ordres de lésions ; les unes
constantes, celles du poumon lui-même ; les autres,
contingentes, propagées dans les tissus adjacents au
poumon ou bien disséminées à distance, dans divers
organes.

En ce qui concerne les poumons, suivant que la
pneumonie a été, à l'origine de la septicémie, la
première manifestation anatomo-pathologique et
clinique de la maladie, ou que, au contraire, elle a
fait défaut, les constatations *post mortem* ont été
évidemment bien différentes. Dans le premier cas,
on trouve chaque fois le bloc pneumonique habituel,
occupant une étendue plus ou moins considérable du
parenchyme pulmonaire ; nettement circonscrit, il

se confond graduellement avec les parties saines
voisines et remplit un lobe ou sa presque totalité.
Jamais la lésion n'est complète des deux côtés à la
fois ; mais toujours elle occupe toute l'épaisseur de
l'organe et arrive jusqu'à la plèvre. Il s'agit, en
somme, des lésions banales que l'on rencontre dans
toute pneumonie et nous n'y insisterons pas.

Plus remarquables sont les constatations relevées
dans les cas de septicémie sans pneumonie initiale.
En lisant leurs observations, on ne peut pas ne pas
être frappé d'un fait tout particulier : le point de
départ a été vraisemblablement le poumon et d'ailleurs il présente une congestion plus ou moins
intense, mais que n'accompagne jamais une hépatisation vraie : de petits fragments, placés dans l'eau,
surnagent complétement. Tantôt on trouve une sorte
d'œdème généralisé, tantôt une carnisation de l'extrémité inférieure des lobes inférieurs. Le parenchyme,
pressé entre les doigts, crépite, et nulle part on ne
fait sourdre de pus. Mais autour de ce foyer de simple
congestion, il s'est fait une réaction pleurale, tel-
lement prononcée qu'elle semblait, à l'autopsie, en
contradiction avec la lésion pulmonaire. A l'ouverture du thorax en effet, on se trouve en présence
d'une *symphyse pleurale*, presque toujours double,
presque toujours totale. Elle est formée d'innom-
brables fausses membranes, en voie d'organisation,
si bien que le décollement des poumons de leurs plèvres
est encore possible sans grande difficulté. Ces adhérences, lâches au sommet, sont plus solides à la
partie moyenne, et plus encore dans la région

diaphragmatique : la malade de Bruhl et Fiessinger
(obs. III) présentait, d'ailleurs, du côté droit, une
pleurésie diaphragmatique enkystée, faite d'une poche
comprise entre la base pulmonaire et la coupole phrénique. Il était intéressant de faire remarquer la
constance de ces lésions : congestion pulmonaire et
symphyse pleurale ; elles n'ont jamais manqué dans
nos cas de septicémie sans pneumonie initiale. Dans
les autres, on trouve bien la traduction de la réaction
pleurale, concomitante de la pneumonie ; mais la
chose est d'observation courante et son absence est
l'exception. Ajoutons enfin que l'examen microsco-
pique du poumon et des plèvres a été pratiqué une
fois chez le malade de MM. Leclerc et Cade : il a
montré qu'il s'agissait d'un processus inflammatoire
hyperplasique, à prédominance sous-pleurale, et
présentant encore des signes d'extension.

Telles sont les lésions anatomiques que l'autopsie
a révélées au niveau de l'appareil pulmonaire. Nous
allons voir maintenant les résultats de la généralisation du microbe au reste de l'économie, en reprenant,
une à une, l'étude des complications constatées pendant la vie.

Partis du poumon qui a été le siège de leur pullulation initiale dans l'organisme, les pneumocoques
sont devenus les agents de localisations secondaires
à distance. Pour s'essaimer, ils empruntent le plus
souvent la voie sanguine, et s'arrêtent dans certains
points de l'appareil circulatoire, où le cours du sang
se ralentit. On les voit, en effet, se fixer avec une
certaine prédilection sur les valvules des orifices car-

diaques et sur les valvules des gros vaisseaux qui partent du cœur. Ils déterminent, au niveau de ces parties, tout à la fois rétrécies et saillantes, des altérations diverses, qui troublent plus ou moins leur libre fonctionnement physiologique. Ces altérations siègent le plus souvent dans le cœur gauche ; nous les avons rencontrées cinq fois sur nos dix observations. Si elles occupent parfois les valves de la mitrale (dans le cas de MM. Leclerc et Cade par exemple), on les rencontre cependant avec une prédominance marquée au niveau de l'orifice aortique. L'orifice tricuspide et l'orifice pulmonaire sont parfois atteints (obs. II) et même, Netter fait remarquer que la proportion des endocardites pneumoniques du cœur droit est trois fois plus élevée que celle des autres endocardites, envisagées dans leur ensemble.

Par leur disposition anatomique, par leur fonction physiologique, les valvules aortiques sont prédisposées à la localisation de l'agent microbien au cours de la septicémie pneumococcique. Très vulnérables à l'état normal, elles le seront encore davantage si elles ont déjà été le siège, à une époque même éloignée, d'un processus inflammatoire. L'observation III est, à cet égard, très démonstrative : il s'agit d'une malade de vingt-huit ans qui présenta, quatre ans auparavant, une poussée de rhumatisme articulaire, compliquée d'endocardite mitrale. Non seulement, l'autopsie permit de découvrir les végétations de la mitrale, mais encore on trouva des valvules aortiques déchiquetées, proliférantes, totalement envahies. L'examen histologique définit d'ailleurs complètement la lésion : l'épaississement et l'abondance du tissu conjonctif indiquaient une endocardite récente sur des valvules antérieurement malades.

Au point de vue anatomo-macroscopique, l'endocardite pneumococcique se présente avec des caractères remarquables par leur fixité. Toutes nos observations, en effet, nous la montrent donnant lieu à la formation de végétations qui constituent le type classique de l'endocardite végétante. Implantées sur la face inférieure, près du bord libre, de l'une ou des trois valvules, les productions pathologiques forment des masses plus ou moins volumineuses et saillantes. Leur sommet présente une série de petits mamelons qui les ont fait justement comparer à des sommités de chou-fleur. Tantôt petites et multiples, tantôt énormes et peu nombreuses, leur consistance est faible ; on peut les écraser facilement sous le doigt et constater leur excessive friabilité. Enfin, si l'on prélève un fragment de ces végétations, comme il a été fait dans les observations III, VI et VII, et que l'on fasse agir sur la préparation les réactifs appropriés, on rend apparents les agents de l'infection, les pneumocoques.

Soit que ceux-ci aient simplement « léché » l'endocarde sans s'y arrêter, soit que la rapidité même de l'infection ne le leur ait pas permis, il arrive que l'on ne trouve pas trace d'endocardite à l'autopsie. Par contre, dans trois observations (I, VI, IX), nous avons constaté une *péricardite* typique. Le cœur, avant l'incision du péricarde, apparaît immobilisé fermement par des adhérences. Après l'incision, on note de suite une *symphyse* presque totale, de formation récente. On insinue le doigt entre les deux feuillets de la séreuse et le cœur apparaît, recouvert par le feuillet viscéral dépoli, rugueux, parsemé de nombreuses arborisations et de traînées blanchâtres. A la face postérieure, entre les tractus celluleux, formateurs de la symphyse, existe un exsudat fibrineux, jaunâtre, ou bien une notable quantité de liquide louche. Il était intéressant de rapprocher cette symphyse péricardique de la symphyse pleurale que nous avons déjà rencontrée, et remarquons encore que, deux fois sur ces trois cas de péricardite, l'endocarde était demeuré absolument lisse, absolument sain.

Lancé dans le courant circulatoire, le pneumocoque étend ses ravages au reste de l'économie. Qu'il existe, ou non, une préparation du terrain, nous allons voir des organes importants traduire, par leurs altérations anatomiques, l'intensité de l'infection. Le foie, la rate et les reins ont été, en effet, dans toutes nos observations, profondément touchés.

Le *foie* est énorme, doublé de volume. Il pèse 1800 grammes chez la malade de M. Pic; 2750 grammes chez le malade de MM. Leclerc et Cade. Remplissant tout l'hypochondre droit, il touche, à gauche, la rate. Sous la capsule de Glisson, se voient des îlots blanchâtres, qui sont encore plus nets à la coupe où ils apparaissent sous forme de tractus. L'examen histologique montre que tous les espaces portes présentent une infiltration confluente de petites cellules rondes. Chaque cellule hépatique, d'une façon uniforme, montre une vésicule graisseuse de volume variable. On aperçoit quelques néo-canalicules qui commencent à se former. Dans un cas seulement (obs. VII), le foie est le siège de trois ou quatre petits abcès pneumoniques, gros comme une noix, communiquant avec une vaste poche purulente, d'origine pleurale, creusée dans sa convexité.

De même la *rate* est une preuve de l'infection. Volumineuse, congestionnée, elle est tantôt molle et diffluente, tantôt résistante et entourée d'une capsule épaissie et blanchâtre. Dans notre observation princeps, elle pèse 440 grammes ; son grand diamètre mesure 25 centimètres et son diamètre transversal 9 centimètres. Toutes les relations des autopsies de toutes nos observations sont unanimes à mentionner ces caractères de rate infectieuse au plus haut degré.

De même encore, les *reins* témoignent de la septicémie ; leur poids varie de 160 à 240 grammes. La capsule se détache assez facilement et laisse à découvert un parenchyme pâle et marbré. La substance corticale a presque doublé d'épaisseur ; la substance médullaire est fortement congestionnée. Le microscope confirme ces altérations. Des ilôts et des travées nombreuses de petites cellules rondes, autour des vaisseaux ; de la dilatation des tubes contournés avec quelques cellules plus grosses et plus hautes, signent le diagnostic de néphrite intersticielle aiguë récente.

La plupart de nos malades (six sur dix), ayant présenté pendant la vie des symptômes articulaires, il était indiqué de rechercher à l'autopsie l'existence des lésions correspondantes. Remarquons d'abord

que les phénomènes d'arthrite ont été notés quatre
fois sur six chez des malades atteints de pneumonie
initiale ; sur les deux cas restants, ils ont été une fois
primitifs (obs. IV), et se sont installés à l'origine
comme la seule et unique manifestation de la pneumococcémie. Dans la majorité des cas, l'arthrite se
développe sur les grosses jointures, et elle affecte
une prédilection marquée pour la ceinture scapulaire.
Les statistiques de Netter l'ont, depuis longtemps,
nettement démontré et sur nos six observations, cinq
fois l'épaule a été touchée. Presque toujours, les articulations atteintes ont été le siège d'altérations antérieures, et présentent, par conséquent, une véritable
prédisposition à la localisation infectieuse. Les unes
appartiennent à d'anciens rhumatisants ; dans d'autres, on peut même quelquefois incriminer le traumatisme et le malade de notre observation VIII peut
en être considéré comme un exemple. On observe
anatomiquement tous les degrés d'altération, depuis
le simple piqueté des cartilages, jusqu'à leur décollement et à l'ostéo-arthrite destructive. La lésion
anatomique est d'habitude peu prononcée : on trouve
peu ou pas de liquide purulent, les surfaces articulaires sont légèrement dépolies (obs. V, VI, VIII, IX).
Il s'agit, en somme d'une arthro-synovite, plutôt que
d'une ostéo-arthrite. Seul, le malade de l'observation IV, qui est entré dans la septicémie pneumococcique par l'arthrite de l'épaule, a présenté une
véritable forme ostéo-articulaire : toute l'articulation
inondée par le pus, était détruite et rongée. Ajoutons
enfin que l'on peut rencontrer des lésions dans les

muscles voisins des articulations; une de nos observations (n° VIII) mentionne l'existence d'une myosite du psoas, malgré que, dans le cas particulier, l'articulation de la hanche fût demeurée saine.

Il ne reste plus, pour en avoir fini avec le tableau anatomo-pathologique si complexe présenté par nos malades, qu'à décrire la méningite terminale. Sa constance est remarquable et une seule fois (obs. IX) elle a fait défaut. Elle siège le plus souvent à la convexité des hémisphères, de chaque côté de la scissure interhémisphérique (exceptionnellement à la base comme dans l'observation IV). Anatomiquement, elle se traduit, dans les formes intenses, par la formation de véritables couennes purulentes, s'étendant d'avant en arrière, le long du bord supérieur de l'hémisphère, et le plus souvent à la face externe. L'encéphale est tout entier coiffé par une calotte de pus épais, infiltrant la pie-mère (obs. II et V). Dans les formes plus légères, on ne trouve que quelques légers exsudats plus ou moins purulents, le cerveau baignant dans un liquide céphalo-rachidien extrêmement louche (obs. III, VIII, X). L'examen bactériologique du pus, du liquide ; les cultures, les inoculations, ont constamment démontré la présence et la virulence du pneumocoque.

Tels sont, brièvement exposés, les résultats anatomiques que nous a donnés l'autopsie. Nous voudrions faire remarquer, en terminant, deux choses qui, au premier abord, peuvent étonner. Malgré que le pneumocoque ait diffusé à travers l'économie tout entière, marquant sur son passage, d'une lésion ineffaçable, presque tous les organes ; malgré que nous ayons vu les séreuses pleurale, péricardique, méningée, envahies par lui ou ses toxines, le péritoine, lui, est demeuré indemne. Nulle part, nous ne l'avons trouvé atteint. L'absence de toute lésion à ce niveau confirme une fois de plus la notion classique des auteurs : la péritonite pneumococcique primitive est connue ; la péritonite secondaire, au cours de la pneumonie, est une exception. Un second fait mérite de retenir l'attention : comme nous avions relevé, dans nos observations, l'endocardite en tant que complication très fréquente, il était logique de prévoir, comme une de ses conséquences obligées, la production d'embolies et d'infarctus infectieux. Ici encore, nos recherches sont restées négatives : la malade de M. Pic, que nous avons suivie de près, eut bien au cours de son affection des épistaxis, des mucosités sanglantes, quelques crachats rouges ; l'autopsie ne permit pas de découvrir l'infarctus qui aurait expliqué ces symptômes.

En résumé, congestion pulmonaire et symphyse pleurale, ou pneumonie ordinaire ; péricardite ou endocardite ; arthrite ; rein, foie, rate infectieux ; méningite ; voilà le bilan anatomo-pathologique de la septicémie pneumococcique.

CHAPITRE IV

Etiologie et Pathogénie

La septicémie pneumococcique apparait comme
étant l'ensemble des troubles organiques et fonctionnels, qui trahissent la lutte engagée entre un
agent microbien envahisseur et l'organisme envahi.
Son étude étiologique et pathogénique comporte
donc, d'une part, la description de l'agent pathogène,
et d'autre part, la connaissance du terrain infecté,
aussi bien que les circonstances susceptibles de favoriser l'éclosion de la maladie. Nous laisserons complètement de côté ce qui a trait à l'agent pathogène,
au pneumocoque (nous sortirions du cadre que nous
nous sommes tracé), pour ne nous occuper que des
causes prédisposantes et des causes occasionnelles.

Le terrain sur lequel va germer le pneumocoque
peut quelquefois, et doit même souvent, avoir été
préalablement préparé par des conditions extrinsé-
ques ou intrinsèques, qui permettent aux causes ordi-
naires de la maladie d'agir efficacement. La lecture
de certaines de nos observations est à ce sujet dé-

monstrative. Du fait que, cependant, nos malades ont été, tous, frappés en pleine santé apparente, il n'en est pas moins prouvé par l'observation quotidienne et surtout par un examen attentif, que certains facteurs sont intervenus, à la fois pour permettre l'éclosion de la pneumococcémie et pour en rendre le pronostic fatal. Il s'agit habituellement d'intoxications anciennes. L'alcoolisme, par les tares multiples, par la débilitation générale qu'il détermine, joue un rôle absolument certain (obs. V). Le saturnisme, lui aussi, peut être incriminé (obs. VI). De même les infections aigües, le rhumatisme en particulier, entrent pour une large part dans l'étiologie de la pneumopathie. Ce fut le cas des malades des observations I et III. La première demeura trois ans alitée, les jointures des membres supérieurs et des membres inférieurs tour à tour gonflées et douloureuses ; la seconde présenta une poussée de rhumatisme articulaire, compliquée, à cette époque, d'endocardite mitrale. Un état pulmonaire antérieur, de la bronchite chronique avec emphysème, par exemple, mérite d'être retenu.

Plus important encore est un autre facteur : la *grossesse*, soit qu'elle ait précédé la maladie de plusieurs mois, soit quelle en soit contemporaine. Son influence étiologique n'égale pas peut-être son influence pronostique ; mais elle est une de ces causes intrinsèques qu'il ne faut pas oublier et les observations I, IX et X le démontrent péremptoirement. Par contre, il faut ajouter que, trois fois sur nos dix observations, une enquête minutieuse sur les antécédents est demeurée sans résultat et l'on ne trouve dans l'histoire de ces malades (obs. II, IV, VII) rien qui puisse expliquer la détermination pneumococci- que dont ils ont été les victimes : ils ont été frappés en pleine santé, et ce n'est peut-être pas là un des points les moins intéressants, parmi ceux qu'on relève dans l'étude de leur septicémie.

Quant aux causes extrinsèques, leur exposé a perdu quelque peu de son intérêt depuis les découvertes microbiologiques. Nous ne parlerons pas de l'influence des localités, des climats, etc. Retenons, cependant, un fait qui se dégage nettement de toutes les obser- vations : c'est l'importance de la *saison*. Tous nos malades ont été pris pendant le trimestre d'hiver, entre octobre et janvier, avec maximum en octobre.

Tels sont les résultats pathologiques favorisant la défaite de l'organisme dans sa lutte avec le pneu- mocoque. Il est nécessaire de se demander quelles sont les causes occasionnelles qui permettent à la maladie de se déclarer ; en un mot, quelle est sa pa- thogénie. La notion étiologique de la diplococcie est aujourd'hui des plus simple, puisqu'elle repose tout entière sur la démonstration d'une infection spécifi- que. Mais c'est précisément sur la pathogénie que porte la difficulté : elle consiste à pénétrer ses causes occasionnelles, c'est-à-dire les conditions qui favori- sent l'infection, en diminuant ou en supprimant la protection et la résistance phagocytaires. Le pneu- mocoque est un hôte normal de la bouche d'hommes bien portants. Indifférent en apparence, inoffensif tant qu'il habite la cavité buccale, ses inoculations, cependant, démontrent sa virulence. Pourquoi pareil microbe, doué de semblable pouvoir, ne détermine-t-il pas de lésions dans certaines circonstances ? Pourquoi, dans d'autres, devient-il l'agent d'une infection généralisée ? C'est que les premières voies respiratoires, continuellement en contact avec les poussières microbiennes, sont pourvues de moyens de résistance et de protection. On connaît le rôle, souvent efficace, des cils vibratils tapissant la palissade épithéliale, du mucus secrété par les glandes bronchiques. Mais c'est particulièrement la présence d'un riche réseau lymphathique, et partant, de phagocytes toujours en mouvement, qui concourent à la lutte contre l'infection. Tous nos malades ont été vaincus et ont succombé, soit que leurs tares préalables en aient fait un terrain électif pour le développement de la septicémie, soit que certaines causes pathogéniques, que nous allons maintenant envisager, aient eu raison de leurs moyens de résistance.

Lorsqu'on se reporte au mode de début de l'affection, presque tous les sujets rapportent à un refroidissement l'origine de leur maladie. Le froid peut-il donc être considéré comme une des causes pathogéniques nous permettant d'expliquer l'éclosion de la diplococcie ? Longtemps le froid a été incriminé : *frigus pneumoniæ unica causa est,* disaient Hildebrandt et les vieux auteurs. Il semble bien aujourd'hui qu'il ne s'agit là que d'une cause purement occasionnelle ; et d'ailleurs, la bactériologie et la clinique ont depuis longtemps démontré l'inexactitude de l'aphorisme ancien. Si la formule trouve encore quelques partisans à l'heure actuelle, cela tient, ou à la force même de l'idée reçue, ou, plus souvent, à une fausse interprétation. Le malade en effet, comprend mal l'interrogatoire qu'il subit, et il prend pour un refroidissement le frisson initial, expression de la maladie déjà commencée.

Parce que l'une de nos observation (VIII) en est un exemple, nous devons mentionner une autre cause capable d'éclairer la pathogénie de l'infection générale pneumococcique ; c'est le *traumatisme* thoracique. Son action est nettement démontrée pour certains cas de tuberculose localisée au point contusionné. Ce que nous savons de l'étiologie des maladies infectieuses en général, ne nous interdit pas d'incriminer le même mécanisme pour la localisation pneumonique. De même que le froid, le traumatisme agit en produisant une défaillance totale ou partielle de l'activité phagocytaire. C'est le phagocytisme en effet qui est la raison majeure du cantonnement ou de la diffusion de la maladie. La réaction au pneumocoque est très vive et très accusée chez les animaux prenant difficilement la pneumococcie (chien, mouton) ; elle est au contraire insignifiante chez la souris, l'animal réactif par excellence. De telle sorte que nous pouvons conclure en disant : le froid, le traumatisme, le surmenage, la faiblesse sont capables de faire occasionnellement, du pneumocoque d'ordinaire indifférent, un agent tout à coup virulent ; mais c'est la *réaction phagocytaire* qni domine toute la pathogénie de l'affection. La résistance d'un individu à l'infection pneumococcique est d'autant plus faible qu'il possède moins de phénomènes phagocytiques. Or cette diminution des phénomènes phagocytiques existe chez l'homme quand certaines conditions se trouvent réunies ou isolées, soit dans le cas d'organisme affaibli par une maladie antécédente, soit dans le cas de pneumocoques particulièrement virulents, leur provenance et leur âge jouant d'ailleurs un rôle important.

CHAPITRE V

Diagnostic

———

Le diagnostic d'une septicémie pneumococcique est, suivant le cas, ou très facile ou très difficile. Quand une pneumonie est à l'origine de la maladie, les symptômes fonctionnels et physiques apposent, pour ainsi dire, l'étiquette du diagnostic sur le malade, et un certain nombre de signes permettent de prévoir la grave évolution qui va suivre. Lorsque, au contraire, il s'agit au début, d'un état pulmonaire hybride, mal défini, le diagnostic est à peu près impossible à cette époque : c'est lui que nous envisagerons tout d'abord. En laissant de côté le diagnostic bactériologique de l'agent en cause, pour ne s'occuper que du point de vue clinique, à quoi peut-on, à quoi doit-on penser en présence du malade ?

Il s'agit par exemple (obs. I) d'une jeune femme qui se plaint d'oppression, de lassitude généralisée, de fièvre et de toux. Ou bien (obs. II), c'est un individu qui entre à l'hôpital parce qu'il a pris froid, qu'il a eu des frissons et qu'il tousse. Tous les deux,

examinés, ne présentent que quelques râles sous-
crépitants, un léger souffle ; rien ou presque aux
autres appareils, une tempétature qui dépasse 38°.
Ces malades sont des pulmonaires, mais quels pulmonaires ? Est-ce un pneumonique en défervescence ?
Les crachats ne sont pas et n'ont jamais été rouillés.
L'un des malades (obs. II) a une localisation au
sommet qui fait songer à la pneumonie caséeuse
d'emblée : la température, avec ses irrégularités et
ses oscillations, plaide en faveur de ce diagnostic.
Par contre, le début brusque, en pleine santé, les
crachats non hémoptoiques, sans bacilles de Koch,
font rejeter cette hypothèse. L'absence du pus dans
l'expectoration et de symptômes d'une affection
générale, comme la rougeole, empêchent de croire
à l'existence d'une broncho-pneumonie pseudo-
lobaire. Par exclusion, plutôt que par les signes
physiques, on pose alors le diagnostic de *congestion
pulmonaire*. Mais, quelle congestion pulmonaire ?
Par le mode de début avce frissons, point de côté,
dyspnée, par quelques-uns des signes physiques,
elle se rapproche de la maladie de Woillez. Seulement
d'après Woillez lui-même, le syndrôme qu'il a décrit
évolue en général dans l'espace de cinq à six jours,
et nos malades font remonter à dix ou douze jours
l'apparition de leurs malaises. S'agit-il d'une spléno-
pneumonie, qui dure des semaines ? Mais la symptomatologie est toute différente. L'élimination succes-
sive de chacun de ces syndrômes autorise à poser le
diagnostic de congestion pulmonaire primitive, à
forme prolongée. Malgré que, à ce moment, ce

diagnostic fût exact, rien ne permettait de prévoir une septicémie.

Si l'on fait appel aux renseignements que peut fournir la courbe thermique, on constate les premiers jours (obs. I) que la température demeure aux environs de 39, 39°,5 ; le ventre est ballonné, la langue sèche et saburrale ; quelques taches érythémateuses, paraissant être un début de taches rosées, sont apparues dans la région lombaire. Le diagnostic est à cette époque franchement hésitant : est-ce une fièvre thyphoïde ? mais on recourt au sérodiagnostic qui est négatif (ce n'est point cependant une preuve de la non-existence de la dothiénentérie) ; mais surtout, la température tombe à 37° pour remonter le soir à 40°.

C'est encore une autre malade (obs. III) qui a présenté le même mode de début ; mais elle a, en plus, des antécédents de rhumatisme avec lésion mitrale, une haleine et des crachats fétides. Elle n'est pas une pneumonique au huitième jour, parce que ses points de côté sont apparus trop tard. De même, son état général, encore relativement satisfaisant, l'expectoration non typique, le traitement approprié qui fait rapidement disparaître l'odeur des crachats, empêchent de confirmer la gangrène pulmonaire à laquelle on a songé. S'agit-il au contraire d'un infarctus venu du cœur droit, chez une mitrale ? Elle n'a pas de crachats hémoptoïques ; le point de côté est apparu tard ; la température est trop élevée. Il demeure le diagnostic de *congestion pleuro-pulmonaire* dont on trouve, ici aussi, les signes physiques, sans pouvoir les faire cadrer avec l'intensité des symptômes généraux.

C'est, en effet, ce contraste entre l'état général, grave d'emblée, et les signes somatiques, peu prononcés, qui constitue le point important autour duquel gravite le diagnostic. Un examen minutieux, nu raisonnement serré, font éliminer successivement la fièvre typhoïde, la granulie, la pneumonie caséeuse; rien de spécial n'est relevé au niveau des autres appareils. Seule, une banale congestion pleuro-pulmonaire, qui ne peut pas expliquer l'intensité de la réaction générale, représente le résultat de toutes les recherches effectuées. Ce n'est que l'évolution ultérieure de la maladie qui fixera le diagnostic : on peut affirmer que, à cette période de début, il est impossible de le faire. Dans quelques cas, cependant, sans autre secours que celui de la clinique, un signe particulier permet de s'orienter. Les observations II et IV en sont des exemples : dès l'apparition des premiers symptômes, le malade attira l'attention sur son articulation scapulo-humérale. Les douleurs, le gonflement, l'impotence du membre, joints aux signes pulmonaires, qui se trouvèrent une fois (obs. IX) être ceux de la pneumonie, éveillèrent à juste titre l'idée d'une infection pneumococcique à déterminations multiples.

De ces considérations, il faut retenir que le diagnostic de la septicémie pneumococcique *sans pneumonie au début*, est toujours difficile, souvent impossible, dans les premiers jours de son éclosion. Lorsque la pneumonie au contraire en constitue la première manifestation, il devient facile de la dépister, surtout que les complications habituelles s'installent dans les jours qui suivent avec leur cortège symptomatique ordinaire, et qu'on peut les rapporter à la cause initiale. Nombreuses sont donc les difficultés, puisque la maladie peut se présenter sous une forme irrégulière, puisqu'elle peut être masquée par des phénomènes surajoutés. Heureusement la *bactériologie* et l'*expérimentation*, mises au service de la clinique, permettent, dans la plupart des cas, d'éclairer ou de contrôler un diagnostic de septicémie pneumococcique demeuré insuffisant ou incertain, en dépit des moyens d'investigation fournis par l'analyse des signes locaux ou généraux.

Le procédé pratique par excellence, le procédé de clinique courante est l'*analyse des crachats*. Par les moyens habituels, on met en évidence le pneumocoque qui fourmille littéralement dans la préparation. Les effets pathogènes de ces mêmes crachats sur la souris font cesser toute hésitation. L'animal inoculé sous la peau succombe en moins de vingt-quatre heures, et l'on retrouve dans son sang et ses organes une nuée de pneumocoques. Le doute n'est plus permis lorsque l'on joint à ces examens les cultures et les inoculations faites avec le sang, les humeurs, les liquides pathologiques et les organes du malade lui-même : la nature et la virulence pneumococcique de l'infection sont démontrées. Enfin, Besançon et Griffon ont ajouté, en 1898, à la série des moyens diagnostiques, dont nous disposons déjà, un nouveau procédé : la recherche de l'*agglutination*, de la séro-réaction. Si la méthode n'est pas encore entrée dans la pratique parce qu'elle est nouvelle, parce qu'elle apparaît perfectible, qu'elle est de technique difficile, et délicate aussi dans certains de ses résultats, elle méritait néanmoins d'être signalée.

En résumé la connaissance parfaite du tableau clinique de la septicémie, l'examen méthodique, minutieux et raisonné du malade, joints aux épreuves bactérioscopiques et expérimentales qui sont du domaine du laboratoire, permettront au médecin prévenu de poser un diagnostic ferme, dont la précocité pourra quelquefois assurer le salut du patient.

CHAPITRE VI

Pronostic

———

« Dis-moi ce qu'est, ce que vaut le pneumococcique, je te dirai ce que vaudra sa pneumococcie. »
(Landouzy.) Le pronostic de la pneumococcémie, en
effet, doit être bien plutôt cherché dans la consti-
tution, les antécédents, les réactions, la résistance
de l'infecté que dans l'analyse microbiologique du
pneumocoque, le coefficient toxique prenant bien
moins d'importance que le coefficient de résistances
organiques et fonctionnelles. Tous les malades de
nos observations sont morts, emportés par la septicémie ; et cependant, pour quelques-uns d'entre eux,
il a été impossible de relever dans leur passé pathologique la moindre tare pouvant expliquer l'excessive
gravité apparue dès l'origine de leur infection.

Le sujet de l'observation III, par exemple, à part
une crise de rhumatisme articulaire aigu, accompagné d'endocardite mitrale, ne présentait rien de
particulier dans ses antécédents personnels ou héréditaires, et il eut cependant une vraie septicémie
pneumococcique. On ne peut chez lui parler de

terrain véritablement débilité : seule, la virulence de l'agent pathogène est à incriminer. Le pneumocoque pullula, là où il trouva un terrain favorable à son développement, transformant ainsi une affection, au début locale, en une infection générale. — De même, le malade de l'observation VIII est un remarquable exemple de la grande résistance que peut offrir à l'envahissement microbien un sujet non taré. Sa maladie dura quarante jours, et il faut chercher sans doute la cause de cette longue évolution dans l'absence d'éthylisme. Si la victoire demeura finalement au pneumocoque, c'est que les nombreuses poussées congestives (neuf foyers successifs) de son poumon avaient été préparées par une bronchite généralisée, résultat d'une bronchite chronique antérieure, probablement d'origine professionnelle (le malade était charbonnier).

En dehors de ces quelques cas où il est réellement difficile d'invoquer autre chose qu'une particulière virulence de l'agent pathogène pour expliquer ses ravages, il est habituel de rencontrer chez le patient un certain nombre de signes qui assombrissent le pronostic. La *grossesse* est du nombre et son rôle est des plus importants. M. Vinay, médecin de la Maternité de l'Hôtel-Dieu de Lyon, a publié en 1897, dans le *Lyon médical*, un cas de pneumococcie généralisée, consécutive à une otite, chez une femme enceinte de vingt-deux ans. Sur nos dix observations, trois se rapportent également à des femmes enceintes ou récemment accouchées (obs. I, IX, X). La grossesse joue le rôle d'une cause prédisposante, non seulement pour rendre le pneumocoque virulent, mais pour favoriser sa généralisation aux divers appareils. Elle est une condition aggravante ; non seulement les pyrexies influencent défavorablement la gestation dans sa marche et sa durée, mais elles sont elles-mêmes modifiées au point de vue de l'aggravation des symptômes. C'est le cas déjà pour la variole, le choléra, la pneumonie : d'où la grande mortalité quand ces maladies atteignent les femmes grosses. Cette si spéciale gravité est fonction des modifications que la grossesse imprime au système nerveux et qui sont la règle chez la plupart des gestantes. L'organisme si impressionnable de la femme subit une atteinte plus ou moins profonde du fait de la fécondation, et cette atteinte la met dans un état de moindre résistance vis-à-vis des causes pathogènes. A plus forte raison, la résistance sera-t-elle affaiblie s'il se joint à cette condition quelques-unes des causes qui troublent l'hématopoïèse ou déterminent l'appauvrissement du sang, telle qu'une anémie ancienne par exemple (obs. I).

L'éthylisme (obs. II et V), le saturnisme (obs. VI) ont, eux aussi, une influence certaine et défavorable, qui ne contribue pas peu à rendre le pronostic d'une pneumococcémie plus précocement fatal. Mais que l'on trouve, ou non, chez les malades la cause expliquant la diminution du coefficient de résistance organique et fonctionnelle, il convient de remarquer que ces septicémies, celles du moins que rapportent nos observations, sont, toujours et dans tous les cas, absolument fatales. On rencontre, en effet, dans la clinique courante, des cas d'infection généralisée à pneumocoque qui guérissent. Il s'agit de pneumonies dites infectantes, dont les signes caractéristiques disparaissent devant l'intensité des phénomènes généraux du début. Leur diagnostic est longtemps hésitant, et ce n'est souvent que l'évolution ultérieure qui fixe les idées : un empyème est apparu ; un abcès à distance ; des hématuries (Bouveret) révèlent combien l'infection est profonde ; mais la température n'est jamais aussi élevée ; l'intervention chirurgicale est toujours suivie d'une amélioration, et le pronostic, en somme, de ces variétés de septicémie, exclues à dessein de notre cadre, est relativement bon. Les malades guérissent, avec cette réserve qu'ils deviennent quelquefois des candidats à la tuberculose. Les cas de ce genre sont relativement fréquents et d'observation facile.

En ce qui concerne les vraies septicémies pneumococciques, le pronostic peut être aidé comme le diagnostic, par les *procédés de laboratoire*. L'inoculation à l'animal de choix, la souris, indique par la rapidité et l'intensité de son résultat, le degré de la virulence. Quant à la recherche du microbe dans le sang, sa présence est la marque d'une infection grave, quoique non toujours fatale. Enfin, pour ce qui est des indices pronostiques à tirer de la séro-réaction, peut-on compter sur les résultats analogues à ceux que M. P. Courmont a signalés dans la fièvre typhoïde ? On ne saurait encore formuler de règle : il semble cependant que les agglutinations fortes et précoces sont l'apanage des cas qui se terminent par

la guérison (Griffon), Quand il y a infection du sang,
la propriété agglutinante manque ou disparait. Il y a
donc là un appoint au pronostic général, mais les
difficultés techniques ont empêché jusqu'à présent
l'application pratique du procédé.

Après ces remarques il faut conclure que la pneumonie reste d'ordinaire localisée et tend naturellement à la guérison. Les formes graves, au contraire,
semblent être plus souvent le fait de l'inhibition par
toxhémie du système nerveux et des émonctoires que
de l'infection elle-même. A l'origine d'une septicémie
pneumococcique, on peut rencontrer une simple
congestion pulmonaire, causée par un pneumocoque
dont « l'hypervirulence », en dehors de la notion de
terrain, est souvent inexplicable. Il faut savoir que
si, dans l'immense majorité des cas, la congestion
pulmonaire guérit par définition, elle peut être quelquefois, rarement par bonheur, l'occasion d'une
pneumococcémie : ce sont les cas que nous avons
particulièrement étudiés, en les mettant en parallèle
avec ceux où la pneumonie constituait la primitive
localisation.

CHAPITRE VII

Traitement

Ce que nous savons de la nature de la pneumonie et de son évolution ; ce que nous savons des modes de réaction locale et générale provoquées chez l'homme par la toxi-infection diplococcique ; ce qui résulte enfin de l'histoire d'une septicémie pneumococcique, explique, par avance, pourquoi il est impossible d'exposer *le* traitement de la pneumococcémie. On ne trouvera pas *le* traitement de la diplococcie pulmonaire, pas plus qu'on ne trouve dans les auteurs *le* traitement de la bacillose pulmonaire ou *le* traitement de la rougeole et de la scarlatine. Le thérapeute ne sera en mesure de formuler un traitement vraiment adéquat, comme on le formule en matière de paludisme ou de diphtérie, que le jour où l'empirisme ou la sérothérapie feront, en matière de pneumococcie, ce qu'ils font aujourd'hui contre les accidents palustres ou diphtériques. Jusqu'ici, le médecin n'a que des moyens palliatifs à opposer aux méfaits locaux ou généraux du pneumocoque ; quelques-uns d'entre eux méritent d'être retenus parce qu'ils ont été employés chez nos malades et qu'ils reflètent les efforts que l'on a tentés dans la lutte contre l'infection.

Dans toutes nos observations, les moyens thérapeutiques habituels ont été utilisés. Ils peuvent être résumés en quatre points. Lutter d'abord contre la lésion locale par la médication révulsive et antiphlogistique ; soutenir le cœur par la digitale ; surveiller les émonctoires en mettant le malade au lait ; stimuler enfin le système nerveux d'une façon générale, à l'aide de l'alcool et des excitants diffusibles. Mais ce n'est pas tant la lésion locale, pneumonique, qui doit nous préoccuper : c'est particulièrement l'élément septicémique que l'on doit combattre. Il faut donc s'adresser à d'autres agents, plus modernes, peut-être plus efficaces.

Aux tentatives actuelles de médication locale de la pneumonie, il faut, en effet, ajouter la méthode dite *des abcès de fixation* de Fochier. Le professeur de Lyon procédait dans les pneumonies graves comme en matière de septicémie puerpérale, alors qu'il cherchait à prévenir ou à combattre les accidents mortels de la fièvre streptococcique par la formation d'abcès périphériques. La malade de M. Pic (obs. I) a été soumise à cette épreuve : elle reçut, au douzième jour de sa septicémie, une injection de 1 centimètre cube de térébenthine dans le tissu sous-cellulaire de la cuisse. D'habitude, cette injection provoque une douleur extrêmement vive, suivie, dans les vingt-quatre heures, de la formation d'un abcès. M. le professeur Lépine a obtenu un succès par cette médication ; Dieulafoy en a publié deux autres en 1892. Mais chez notre malade, l'épreuve demeura négative et l'on observa aucune réaction. Un tel résultat serait bien fait pour confirmer l'idée que l'on se fait actuellement de la méthode de Fochier : elle n'est point, dit-on, une méthode curative, mais elle a une valeur pronostique certaine.

La production de l'abcès indique que la pneumonie évolue chez un individu robuste, qui pourra peutêtre faire les frais d'une longue et pénible défense ; son absence est la preuve d'une extrême gravité : elle démontre la haute virulence d'un pneumocoque évoluant sur un terrain mal préparé à la résistance et incapable de soutenir la lutte. Quoi qu'il en soit, elle mérite d'être retenue ; pour rares que soient ses succès, ils n'en sont pas moins absolument certains, et le médecin a le devoir de ne pas l'oublier.

En face d'une situation qui s'aggrave tous les jours, une autre ressource est à la portée du thérapeute. S'inspirant des travaux de Crédé, à Dresde, en 1897, et des faits publiés par Netter, à Paris, en 1902, il s'adressera au collargol. Le malade de MM. Leclerc et Cade (obs. II) fut traité par cette méthode. Le 5 janvier, vingt-sixième jour de sa maladie, il reçoit dans la veine du pli du coude une première injection de un centigramme et demi de collargol, sans résultat apparent. Le lendemain, nouvelle injection de 4 centigrammes à midi, la température étant de 39° 9 ; le soir, elle tombe à 38° 3. Jamais, depuis l'entrée, elle n'avait été aussi basse. Le 7 janvier, la température remonte à 39° 5 le matin et atteint 40° 3 le soir. A ce moment, on fit une troisième injection semblable à la première. Mais le malade mourut le lendemain à midi. De même, dans l'observation III, on a pratiqué le jour de la mort une injection de 4 centigrammes de collargol. Peut-être, dans ces deux cas, la méthode est-elle intervenue trop tard ; on a publié des résultats merveilleux obtenus par elle. Il est cependant permis de penser que, même pratiquée plus tôt, les résultats n'auraient pas été meilleurs, étant donné la gravité exceptionnelle, qui fait tout dans la malignité des septicémies pneumococciques.

De divers côtés, ont été faites des tentatives expérimentales en vue de vaccination et d'atténuation prophylactique et thérapeutique des affections pneumococciques. Si minces que soient les résultats, ils n'en sont pas moins suggestifs. La *sérothérapie antipneumonique*, appliquée à l'homme, fait espérer quelque chose, puisque G. et F. Klemperer sont parvenus à produire, chez quatre sur six de leurs malades, un abaissement immédiat et permanent de la température ; puisque Foa et Scabia, avec du sérum emprunté à des lapins rendus réfractaires, ont pu hâter la crise chez quatre pneumoniques sur dix. Weissbecken aurait obtenu de bons résultats en injectant 10 centimètres cubes de sérum sanguin de convalescents de pneumonie à vingt et un malades. Ce sont là des procédés encore neufs, qui n'ont pas été appliqués dans nos observations, mais qui devaient être mentionnés parce qu'ils sont à l'origine d'une thérapeutique nouvelle, « spécifique ».

Tous les moyens classiques ont échoué chez nos

malades et longtemps encore, peut-être, le médecin ne fera que s'ingénier à défendre ses patients contre l'intoxication née de l'infection pneumococcique, parfois avec succès, souvent sans résultat. Tant que la sérothérapie n'influencera pas l'évolution de la pneumonie, les indications thérapeutiques seront exclusivement fournies par l'analyse des fonctions organiques du malade et notre rôle sera ici, plus que partout ailleurs, de seconder les efforts de la nature. Mais les travaux sur l'immunisation du pneumocoque permettent d'espérer que nous pourrons un jour opposer à la septicémie pneumococcique une véritable thérapeutique, et « ce jour-là, prochain, peut-être, le médecin, suivant le mot de Bacon, ne commandera à la pneumococcie qu'en lui obéissant. »

CONCLUSIONS

I. La septicémie pneumococcique est une infection générale de l'organisme, consécutive à la pullulation du pneumocoque, agissant par présence et contact aussi bien que par toxhémie. On lui reconnaît deux degrés, suivant que le microbe, passé dans le courant circulatoire, est l'agent de déterminations extra-pulmonaires (pneumonie infectieuse infectante), ou reste dans le sang, sans se localiser (septicémie pneumococcique vraie). La première forme est relativement fréquente ; la seconde est rare.

II. La symptomatologie diffère avec chacune de ces formes. La première est caractérisée par les signes habituels d'une pneumonie dont la défervescence ne se produit pas, et par l'apparition des signes physiques et fonctionnels qui en traduisent les complications (péricardite, endocardite, arthrite etc.). Dans la septicémie vraie, ce sont les phénomènes généraux qui prédominent, presque exclusifs, masquant les phénomènes locaux représentés seulement par de la congestion pleuro-pulmonaire. Toujours, l'état général est d'emblée très grave ; la température à grandes oscillations, très élevée. Les malades meurent de méningite.

III. L'autopsie décéle des lésions généralisées. La symphyse pleurale et la péricardite, sans liquide, sont remarquablement constantes. Les reins, le foie et la rate sont infectieux. Quand la maladie débute par la pneumonie, il existe une endocardite aortique, des arthrites et des abcès. Dans tous les cas, les méninges cérébrales sont recouvertes d'un exsudat louche ou purulent. On ne trouve jamais de péritonite ni d'infarctus.

IV. La septicémie pneumococcique se rencontre chez les sujets jeunes, plus souvent chez la femme. Les tares organiques antérieures, quelles qu'elles soient, et la grossesse y prédisposent, et sont des facteurs importants dans sa gravité. Le diagnostic, très difficile au début, doit se faire avec la fièvre typhoïde et les différentes variétés de congestions pulmonaires ; il faut s'aider des procédés bactériologiques. Le pronostic est presque toujours fatal.

V. Le traitement comporte une double indication : lutter contre la lésion locale (médication révulsive, toni-cardiaque, diurétique), et combattre l'élément septicémique (abcès de fixation de Fochier, injections intraveineuses de collargol, essais de sérothérapie).

BIBLIOGRAPHIE

1841

Grisolle. — Traité de la pneumonie.

1872

Woillez. — Traité clinique des maladies aiguës des voies respiratoires.

1877

Grasset. — *Montpellier médical.* La pneumonie, maladie générale, XXXVIII-428.

1885

G. Sée. — Des maladies spécifiques non tuberculeuses du poumon.

Lebreton. — Contribution à l'étude des manifestations pulmonaires des rhumatisants et des arthritiques. Thèse de Paris.

1886

G. Sée. — Des maladies simples du poumon.

Netter. — Péricardite et pleurésie à pneumocoques. (*Soc. Anat.*, p. 188.)

— Pleuro-pneumomie du cobaye. (*Soc. Anat.*, p. 269.)

Queyrat. — Deux cas de spléno-pneumonie. (*Rev. méd.*, p. 260.)

1887

Kühne. — Rudim. u. larvirte pneumonie. (*Deustch. Arch. f. Klin med.*)

Ménétrier. — Grippe et pneumonie. Thèse de Paris, n° 110.

Netter. — Pleurésie purulente à pneumocoques sans pneumonie. (*Soc. Anat.*, 27 juillet.)

— Le microbe de la pneumonie dans la salive. (*Arch. gén. méd.*)

1888

Bouveret. — Traité de l'empyème. Baillière, Paris.
Netter. — Contagion de la pneumonie. (*Arch. gén. méd.*)
Weichselbaum. — Ueber Endocarditis pneumonia. (*Wien. Klin. Woschenschr.*)

1889

Duflocq. — Congestion pleuro-pulmonaire. Thèse de Paris. Steinheil.
Netter. — Pleurésies pneumococciques primitives. (*Soc. méd. Hôp.*)
Renault. — Note sur l'histoire de la pneumonie infectieuse. (*Soc. méd. Hôp., 28 juin.*)

1890

Duflocq. — Déterminations pulmonaires pneumococciques sans pneumonie. (*Arch. gén. méd.*)
Netter. — Le pneumocoque. (*Arch. méd. expérimentale.*)
  — Fréquence des affections à pneumocoques (*Soc. Biologie.*)
  — Recherches bactériologiques pour le pronostic et le traitement des pleurésies purulentes. (*Soc. méd. Hôp.*)
Prior. — Backt. Untersuch. u. d. Influenza u. ihre Compl. (*Münchn. Med. Woschenschr.*)

1891

Boulay. — Affections à pneumocoques indépendantes de la pneumonie franche. Thèse de Paris, n° 96.
Landouzy. — De la nature de la pneumonie. (*Sem. méd.*)

1892

Grancher. — Infection pneumococcique. (*Journ. méd. et chir. pratiques.*)
Queyrat. — De la spléno-pneumonie. (*Gaz. Hôp., 18 juin.*)

1893

Boulay. — La pneumonie lobaire aiguë. (*Bibliothèque médicale.*)
Dreyfuss-Brisac. — *Annales de médecine*, juillet.

1894

Duflocq. — Déterminations pulmonaires pneumococciques sans pneumonie. (*Arch. gén. méd.*)
Grasset. — Pneumococcie méningée. (*Sem. méd., 7 mars.*)
Netter. — Un cas d'infection pneumococcique généralisée. (*Soc. méd. Hôp.*)

1895

Dominici. — Un cas de pneumococcie généralisée. (*Soc. Anat.*)
Dreyfuss-Brisac. — *Archives médicales*, 12 juillet.
Grasset. — Pneumococcie pharyngée. (*Semaine médicale.*)
Moringlane. — Congestion pulmonaire idiopathique chez l'adulte.
   Thèse de Bordeaux, n° 96.
Widal et Meslay. — Péricardites et arthrites purulentes à pneumo-
   coques, (*Soc. Anat.*)

1896

Fernet et Lorrain. — Un cas d'infection pneumococcique. (*Gazette
   des Hôpitaux.*)
Grasset. — *Leçons cliniques*, p. 736. Montpellier.

1897

Auché et Carrière. — Observation d'une splénopneumonie. (*Arch.
   clin. de Bordeaux.*)
Macaud. — Congestion pulmonaire à forme pneumonique. Thèse
   de Paris.
Vinay. — Pneumococcie généralisée chez une femme enceinte. (*Lyon
   médical*, n° 42, octobre.)

1898

Carrière. — Bactériologie des congestions pulmonaires idiopa-
   thiques. (*Presse médicale.*)
   — Congestion idiopathique pulmonaire. (*Rev. méd.*, octobre.)
Delestre. — Infection intra-utérine pneumococcique. (*Soc. Biologie.*)
Duflocq. — Infection pneumococcique généralisée dans la pneu-
   monie. (*Soc. méd. Hôpitaux*, 25 novembre, p. 808.)

1899

Beco. — Fréquence des septicémies secondaires dans les infections
   pulmonaires. (*Rev. méd.*)
Carrière. — Congestion idiopathique pulmonaire. (*Rev. méd.*)
Caussade et Laubry. — Congestion pulmonaire à forme spléno-
   pneumonique. (*Soc. méd. Hôp.*, 10 mars.)
Raduel. — L'infezione diplococcia. (Firenze, Carnesecchi.)
Rénon. — Congestion pulmonaire sans expectoration. (*Soc. méd. Hôp.*)
Roux. — Congestion pulmonaire à pneumocoques. Thèse de Paris.

1900

Griffon. — L'agglutination du pneumocoque. Thèse de Paris.

Lippmann. — Le pneumocoque et les pneumococcies. (*Actual. médic.*)

1901

Landi. — Di nuovo sopra un caso d. diploc. a tipo tifoiedo. (*Clin. méd. di Pisa.*)

Prestrelle. — Pneumococcie à localisations multiples. Thèse de Paris.

1902

Bourla. — Virulence du pneumocoque dans les congestions pulmonaires. Thèse de Paris.

Coursault. — Déterminations pulmonaires et rénales dans l'infection pneumococcique chez les enfants. Thèse de Paris.

Landouzy. — Article « Pneumonie » du *Traité de méd. et de thérap.* de Brouardel et Gilbert.

Louis. — Etude clinique sur les adhérences pleurales. Thèse de Lyon.

Simonin. — Pneumococcie et infection ourlienne. (*Soc. méd. Hôp.*)

Siredey et Coudert. — Note sur un cas d'infection pneumococcique. (*Soc. méd. Hôp.*)

Spitta. — Infection pneumococcique chez un enfant de dix-sept mois. (*Brit. méd. journ.*)

Zamfirescu. — A supra unui case de pneumoccocie. (*Spitalul.* Buccuresci, t. XXIII, p. 535.)

1903

Knowsley. — Un cas de pyopéricardite à pneumocoques. (*Brit. méd. Journ.*)

Parker. — Infection pneumococcique généralisée. (*Brit. med. Journ.*)

Rénon. — Congestions pulmonaires traînantes et prolongées. (*Soc. méd. Hôp.*)

Widal, Lemierre et Gadaud. — Recherche du pneumocoque dans le sang. (*Soc. méd. Hôp.*, avril.)

1904

Dieulafoy. — *Manuel de pathologie interne.* Tome I.

Lemierre. — L'ensemencement du sang pendant la vie. Thèse de Paris.

Rénon. — Pronostic des congestions pulmonaires traînantes et prolongées. (*Soc. méd. Hôp.*)

1905

Boulet. — Péricardite à pneumocoques. Thèse de Paris.

Bruhl et Fiessinger. —Un cas de pneumococcie généralisée.(*Journal des Praticiens.*)

Galliard. — Endocardite végétante pneumonique. (*Soc. méd. Hóp.*)

Lafforgue. — Pneumococcie chez les Arabes. (*Soc. Biol.*, juillet.)

Leclerc et Cade. — Un cas de pneumococcie. (*Lyon médical.*)

Rossi. — Infection sanguine par diplocoques. (*Gaz. degli ospedali e della cliniche*, 12 février, n° 19.)

Thacher. — Septicémie à pneumocoques. (*Am. Journ. of. med. sc.*)

1906

Landouzy. — Article « Pneumococcie » du *Traité de méd. et de thérap.*

Moutier. — Septicopyohémie à pneumocoques. (*Gaz. Hóp.*, mars.)

Lyon. — Imp. A. Storck et Cⁱᵉ, 8, rue de la Méditerranée